リハビリテーション・エッセイ

砂原茂一さんの『リハビリテーション』を読む

遠いビジョンを読み直す

藤田貴史 著

協同医書出版社

本書のタイトルにありますように、これは砂原茂一先生の『リハビリテーション』（岩波新書）をもとに、筆者藤田貴史が自身の体験を交えて書いた本ですが、本文中の「要旨」の部分も含めて、もし本書の内容に誤りがあれば、それはすべて筆者、藤田の責任です。

まえがき

『リハビリテーション』っていう本読んだことある？

唐突に協同医書の中村三夫さんから、そう質問されたのはリハビリテーション・コミックがようやく出版という形になり始めた頃でした。

過去にリハビリテーションの学生やアシスタントをした経験のある僕でしたが、実は読んだことが無かった本でした。

「はい。愛読書です！」なんて見栄をはりたかったのですが、そんな芝居も空しいですので、読んだことがないことを正直に伝えましたら、中村さんが、先生への御尊敬の思いや、御著作の素晴らしさを心の温度高く説明してくださいました。

思い返せば、R（registered：有資格者）を目指していた最中は新しい医学知識をいかに多く学習するかばかりに夢中になっていましたので、そんな知識飢餓な僕が、先生の語られる理想や理念の存在に気付かなかったのは当然だったのかもしれません。

でも、もし…と考えるのです。僕がsyoーガイシャなんてものにならずにあのままOTR（作業療法士）になっていたとしたら…？でもそんな想像の先にもまた、二種類の可能性が存在するのです。つまりは、Rになる前に『リハビリテーション』を読み終えた僕と、Rを獲得して臨床で働き始めた後に『リハビリテーション』という本に出会った僕とです。そこに違いはあったのでしょうか？

「全然違う！」と断言したいところですが、正直自信がありません。あの時の延長線上を生きる僕でしたら、新しい理論や技術の獲得の方に多分躍起になっていたことでしょう。もしもRになってから読んでいたとしたら先生の美しい言葉を自己弁護のために使っていたかもしれないとさえ思うのです。「ほら、やっぱり僕の考えていたことは正しいんだ（この本に書いてあるから）！」的にです。そして他のRの方々との差別化＝Rとしてのアイデンティティの確立に夢中になっていたことのように思います。

でもそれはただの想像です。今を生きる僕はただのイチ障害者に過ぎません。

そんな障害者の僕が、遥か高みで輝いている本に、書評やコメントのようなものを書いて許されるのだろうかと、畏れ、戸惑った気持ちも正直です。

そんな生煮えな僕に、中村さんは「何を書いてもいい」と仰ってくださいました。それは、syoーガイシャになって初めていただいた「自由」という言葉でした。いつも、「しなければいけない」や「してはいけない」などの不安や疑念に囲まれる生活ばかりでしたので、心に風が吹き込む思いがしました。

それは、当たり前のように持っていたはずの「自己肯定感」を思い出すことができた瞬間でもありました。

続けて中村さんは、「想定内のものを作りたいのではなくて、想定外の本を出したいんだ」と説明してくださいました。つまり、健康な方々が知っている、予想、理解できる世界ではない、アナザーワールドの存在を証明するのです。それがこの連作のテーマでもありました。ですのでこの本を読み終えて、違和感のようなしこりが残りましたら作者としては幸いに思います。

そんな想定外の世界を生きる僕と、リハビリテーション界のバイブルと言われる歴史的名著を、共に旅してみませんか。

札所（要旨）は全部で51箇所あります。51の札＝言葉を手にした時にあなたの胸に残るものを楽しみに。

「旅の前」に少しだけ「寄り道」を…。

「士」や「師」という字があります。これはひとつに、「特別な知識や技術を持つ」人達のことを指すのだそうです。

ですので、「作業療法士」、「理学療法士」、「看護師」などなど、国にその力を認められた方々に、「国家資格」としてこの「士」や「師」が与えられるのですね。

では唐突に振り返って「障害者」はどうでしょう？ 単なる「障り（さわり＝タタリ）」や「害（がい）」のある人達に過ぎないのでしょうか。障害者という、身分と言いますか、立場も公的・医学的に証明されたものです。

「私、障害者になりたい！」なんて言っても、その能力の欠損が証明されなければ、誰もがなれるものではないのです。

そんな「障害者」という呼称がいまひとつフィーリングに合わなかった僕は、コミック内で、架空のテレビ番組を設定したこともあり、度々「ｓｙｏーガイシャ」と表記してきました。でも、もっと能動的に積極的に社会と関わっていくために、今は「障害士（あるいは障害師）」という呼び方はどうだろうなんて考えています。「障害」も国が認定したものですし、「特別な経験を持つ」私達ｓｙｏーガイシャですので、「障害士（師）」として位置付けることで社会貢献への芽も芽生えるのではないかなんて思うのです。

ただし他の「士（師）」の方々と同じように「障害士（師）」もその資格の濫用は禁止です。常に公共の福祉を尊重する立場でいなければなりません。

「障害があるから」「障害があるのに」ではいけないのです。「公共の」という言葉通り、道行く誰もが皆「福祉」という大皿に載っていることを互いに意識し合いましょう。

そんな言葉遊びのような前書きでしたが、「言葉」が持つ力、効果や有用性はこの名著の中でも度々書かれていますので、あまりに使い慣れたこの道具をもう一度見つめ直してみませんか？

「愛してる！」なんて「プロポーズ」もそうですが、言葉から始まる、始められる、変わっていくことも意外と多いものです。

では旅のはじまりです。

障害士（師）とともに…

2016年3月　藤田貴史

目次

【要旨】1

はしがき

「リハビリテーション」という言葉は一般にも広く普及している。本書では、「リハビリテーション」を「医学（医療）そのものへの問いかけ」を含んだ言葉として捉える立場から、分かりやすく解説したい。特にリハビリテーションの理念に重点を置いて話を進める。また、本書では「医学的リハビリテーション」に焦点をあわせる。医療の専門家と一般市民のいずれにも読んでほしいものとして書いた。

「だって、リハビリしてるんでしょ？」

これは健康な皆さんからよく言われた台詞です。

現在では砂原先生の時代よりもさらに軽さを増した感のあるこの「リハビリ」という言葉ですが、コトバという記号を認識することと、概念の実像を理解することとはかなりかけ離れているように思うのです。

例えば疑問符「？」を見ただけで尻あがりのイントネーションが浮かぶようなもので「リハビリ」から得るイメージはよく言えば「共通理解」。悪く言えば、「マンネリ」や「紋切り」・「誤解」・「思い込み」に陥っているのかもしれません。

少しバラしてみませんかこの言葉のイメージを。

言葉を言葉で理解しようとすることは、ともすると永遠のループに陥りがちですがあえて言葉を紡いでみます。

（暗転・幕開きです。）

以前の僕がそうでしたように…

一晩で七〇人からの「ｓｙｏーガイシャ」の皆さんをケアするような、そんな勤務、日々の繰り返しで当然のように理解したつもりになっていた「非健康」な世界でしたが、国境を越えるとそこはとても凄惨な世界でした。

でも決して早合点していただきたくないのは、「凄惨」だったのは「病気」や「障害」ではなく向こう岸に残っていらっしゃる皆さんの心なのでした。

僕は別に同情や憐憫を乞いたい「愛の物乞い」ではありませんし、ハンディキャップド達の権利を主張・要求したい「ハンデ＝リブ」の活動家でもないです。でも、少年時代は思わず心を背けたくなるような作品でした、永井豪先生の「デビルマン」の最終回が理解できてしまうような気がしたのでした。

ｓｙｏ｜ガイシャ＝異物になってみるとです。

叶いますなら、僕も砂原先生と同じく医療職の方と、一般市民。もっと言えば「既障害者」の皆さんと「未障害者」の皆さんの双方の方に読んでいただきたく願います。

軽さの増した感のある…

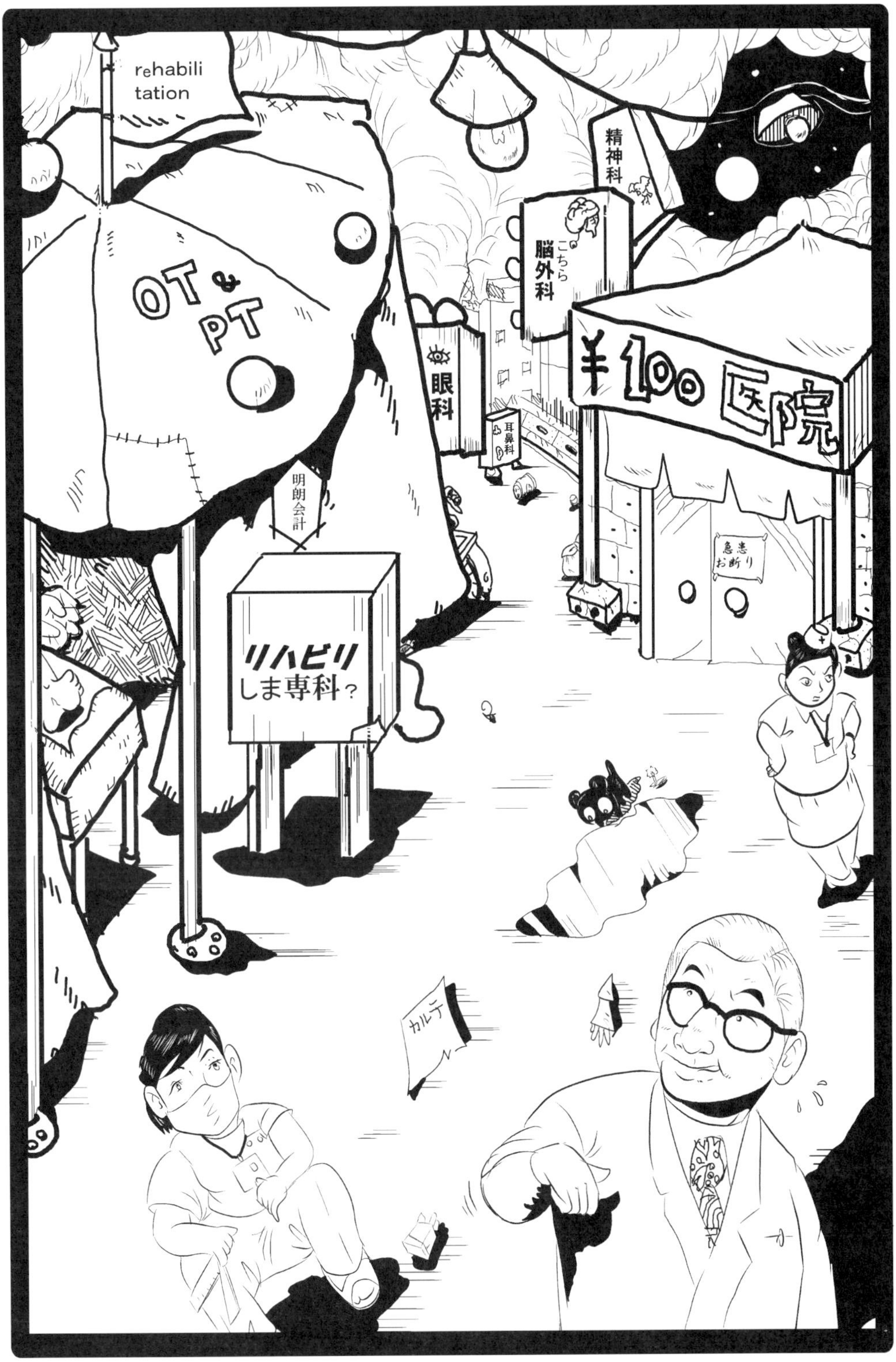
rehabili
tation
OT & PT
精神科
こちら
脳外科
眼科
耳鼻科
¥100 医院
急患
お断り
明朗会計
リハビリ
しま専科？
カルテ

第一章　「病気から障害へ」を読む

【要旨】2

一　脳卒中になると　１　Eさんの場合

主婦のEさんは、突然くも膜下出血で倒れて病院に運ばれ、そこから約八カ月意識が無い状態が続いた。Eさんは左側の脳卒中だったために、右手足と言語に障害が起こり、発症から二年間を要してから、ようやくリハビリテーションが開始された。起立訓練、平行棒を使った歩行訓練、「短下肢装具」の装着、階段の昇り降り、利き手の右手ではなく左手による家事の練習のような訓練を行い、退院が可能なまでになった。

とっても安直なことは人間の回復を「立つ」「歩く」「握る」「離す」から手を付けようとしてしまうことのように思います。目の前にある甘いキャンディーに思わず手を伸ばしてしまうようなものです。

「動作」だけでも数え切れないくらい、動作でない機能まで考えると無限の可能性を持っているのが「にんげん」です。なにもゴールや、アプローチの入口をプロ自らが限定してしまうことはないのです。

回転寿司だって、果てしなく同じネタばかりが回り続けていたらお客さんはきっとウンザリするはずです。

以前、こんな経験をしたことがあります。まだ学生でリハ室助手をしていた時のことです。

脳血管疾患の元主婦の患者さんにあてがわれたメニューは「セラプラスト」でした。これはリハビリ用の粘土みたいなものでたいてい指でつまんで伸ばしたり、小さくちぎったりするのですが、主に「ピンチ力」（と言っても逆境の時に発揮する力のことではありません。ピンチ＝つまむ力）をつける指のリハビリなのです。そんな退屈な動作の繰り返しのなかで、さすが元主婦です。薄い黄色のセラプラストで上手に三角おにぎりを握り始めたのでした。

その見事さに驚きつつも嬉しかったど素人の僕は赤いセラプラストで「梅干」作りをせがんだのです。

そんなママゴトみたいなリハビリを「R」の先生にキビしく一喝されてしまった僕たち二人でしたが、後日患者になってから別のRの先生にその話をしてみたことがあります。

人が変われば心も変わるで、その先生は「あらもったいない！」とおっしゃっていました。「おにぎり」を入口にしたプランをお持ちのようだったのです。

正解・不正解がある世界ではありませんが、患者としてはささやかに芽生えた喜びの芽を摘んで欲しくはないのです。喜ぶことすらしばし忘れていた人間が再獲得した幸福を台無しにされては発症したての頃のように再び絶望しそうです。

あえて言えばアクティブな（能動的・自発的な）患者のポジティブさの尊重こそが正解なのかもしれません。

Eさんはアクティブに笑って暮らせるようになったのでしょうか、心配なところです。

砂原先生も解説されていますように、障害者になって初めて出会う驚くほど様々な職種の方がいらっしゃいます。

これには、死んでしまうよりも経済効果があるな！なんて思ってしまった僕でした。死んでもお

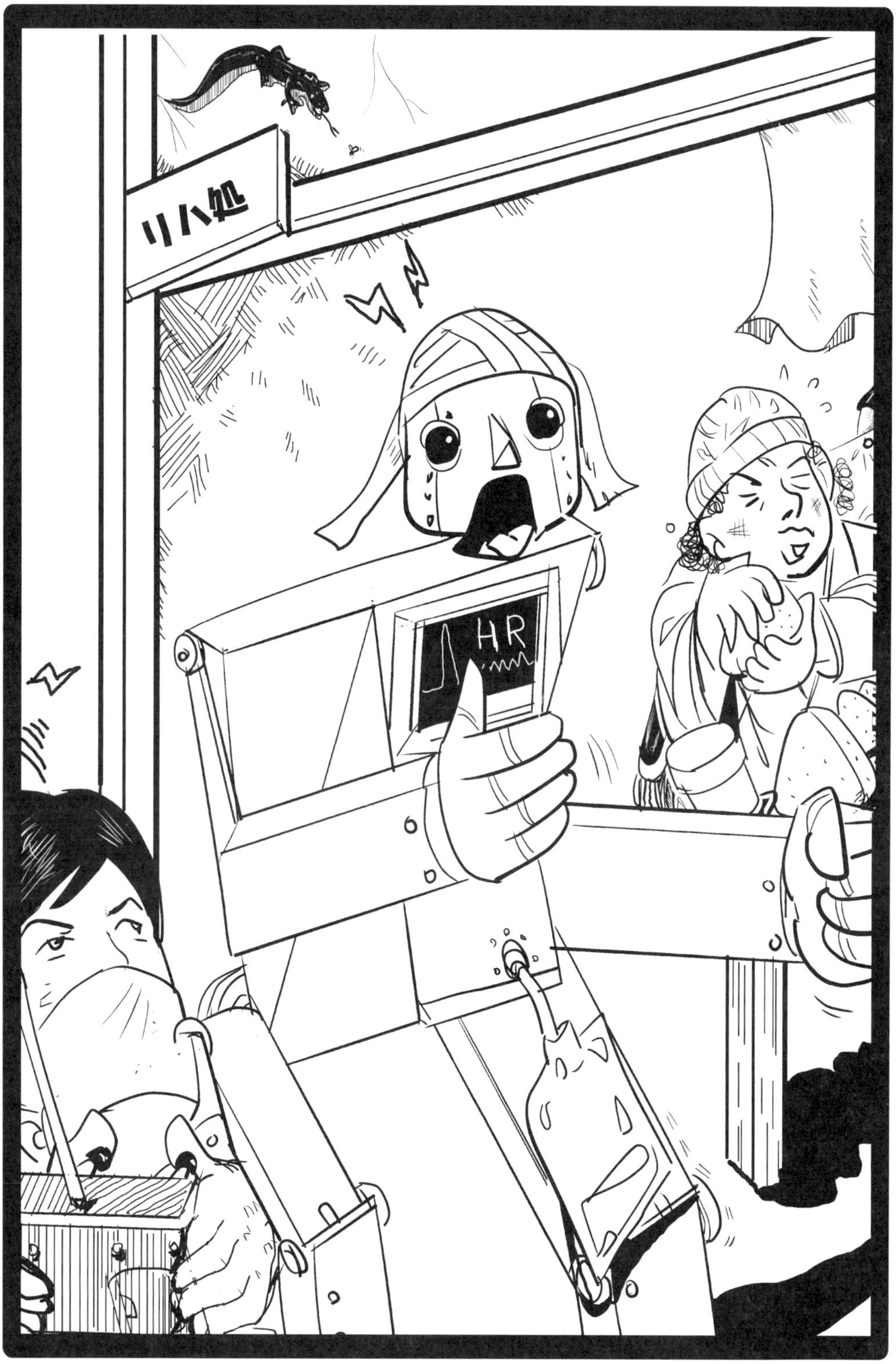

とっても安直なことは…

坊さんとお墓屋さん、葬儀屋さんと仕出し料理屋さんぐらいしか儲けなさそうですが、障害があっても生きてさえいればこんなに大勢の方が仕事という恩恵に預かれるのだなぁなんて感心したものです。ですので、ごくたまにいらっしゃる「私（俺）は正しいことをしている！世の中のために働いている！」なんて脳内天使になってしまわれる方に少し感じていただきたいのは、様々な面で困り果てている僕たち障害者ですし、自分だけの力ではどうにもならないことも多い身ですので、力を貸してくださることは心から有難く感謝をしているのですが、あくまでも自分達の仕事は、他人の不幸という基礎の上に積まれたパンなのだということです。

そこに少しプロとして謙虚さの芽生えがありましたら幸いに思います。

【要旨】３

一 脳卒中になると　２ 脳卒中の医療

脳卒中で一命をとり止めた場合、すぐにリハビリテーションを行えば七〇～八〇％は自宅で生活できるまで回復するといわれているが、「生ける屍」として放置されることも珍しくない。リハビリテーションが普及すれば、そうした状態から抜け出せる人々が増えるだろう。

僕も同じく「脳卒中」を経験してしまいましたが、治療のごく初期に診ていただいたドクターは僕のＭＲＩ画像を見て「一生車椅子だ！」なんて寝たきり？宣告をしたものでした。

そんな診断をいただいた僕ですが一応杖を持ちつつも街を歩いています現在です。などと申しますと「ほら！リハビリのおかげね！」なんて言われてしまいますがそんな即席な道行ではありませんでした。「私の足元を何人ものセラピスト達が通り過ぎて行ったワ…。」なんて遠い目になりそうなぐらい、それぞれのスタンス・アプローチ・知識・パーソナリティを持ったセラピストさん達がそれぞれの現場で、合作で仕上げた結果が現在の僕なのでした。初めの頃はただひたすらに筋肉増強！「中

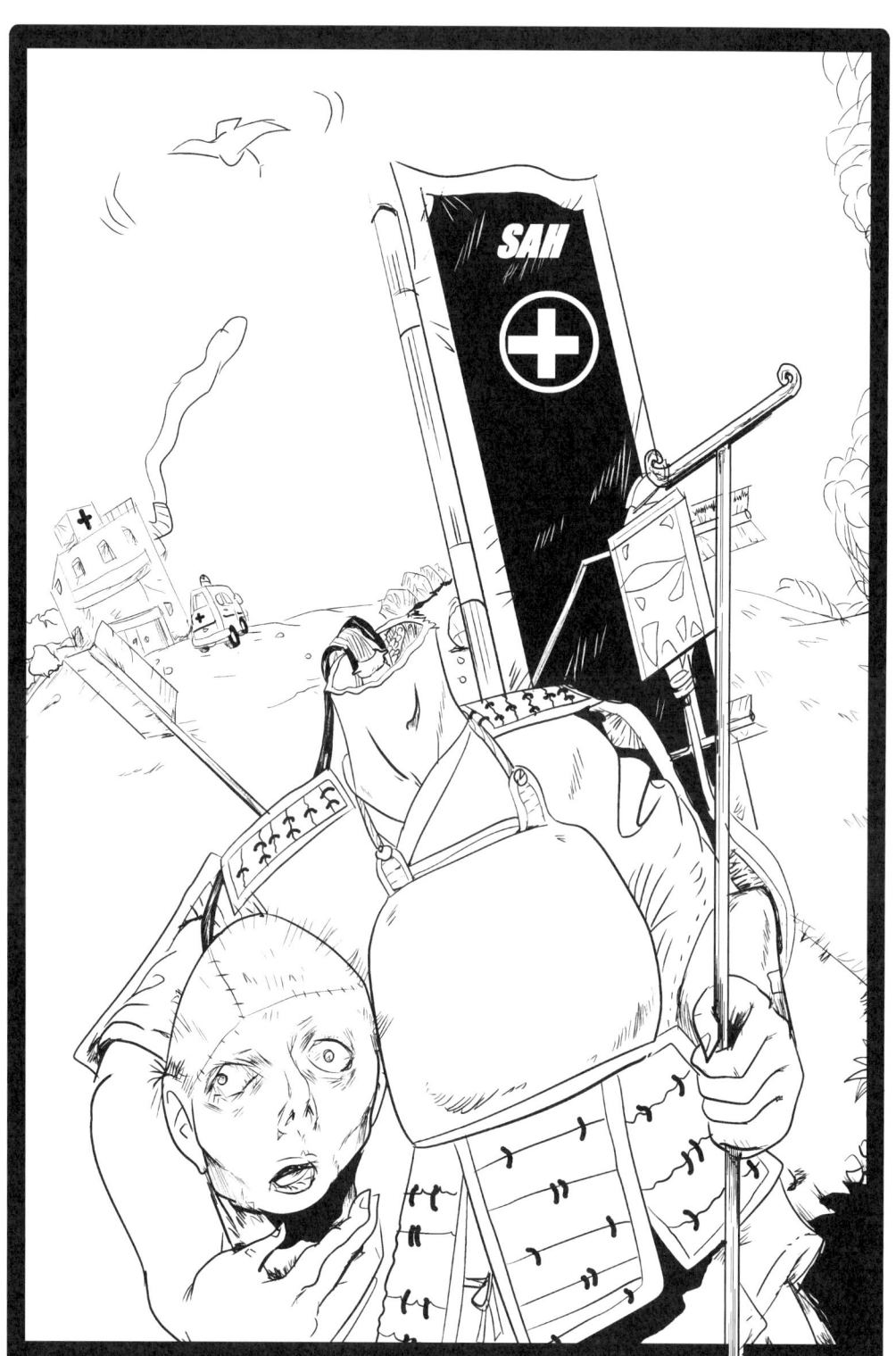

僕も同じく「脳卒中」を経験してしまいました身ですが…

殿筋」トレーニングに費やされたものでした。そのバトンを受けた次のセラピストさんはエルゴメーター（いわゆる「自転車」です）を使って、ひたすらアジリティ（敏捷性の）トレーニングをしてくださいました。数分間ひたすらにできる限りの全速力でペダルを漕ぎ続けるのです。標語にするなら「神経促通！」ですね。

そして最後に出会いましたセラピストさんは「骨盤」の正中と、前傾・後傾を自分できちんと認知できるように指導してくださったのでした。運動器メインのマッチョなセラピーからようやく卒業できた瞬間でもありました。

そんな、「鰻のかば焼き」のようなたくさんの工程を経て、結局最終的な気づきに至りましたのは、ある舞台を観劇して、その演者の方の動作の美しさに見とれた時だったのでした。バランスを決して失わない体幹の移動と、そこから生えているリボンのような四肢の動きのなめらかさに「美しい！」と感じた時でした。セラピストさん達との積み重ねがようやく自分の中で結実できたのです。ちなみに美輪明宏さんの「黒蜥蜴」という舞台でした。

【要旨】4

二　病気と障害　１　火事と焼跡

火事が起こった時、火が燃えている状態と、火がおさまった焼跡で被災者が不自由している状態では、「困り方」の性質が違う。ここで火が燃えている状態、脳に出血がある状態が「病気」であり、焼跡で不自由している状態、命は助かったが手足が不自由な状態を「障害」と呼べば、問題が整理できる。

砂原先生のように美しくはないですが、僕はこれをあえて「豆腐とおから」と呼んでみたいと思います。大豆を絞って豆乳を作れば、当然その搾りカス（おから）が出ます。昔は棄てたり、飼料や肥やしにしたり、無料で配ったりされていたそんなおからですが、横浜の、ある市場の豆腐屋さんのお

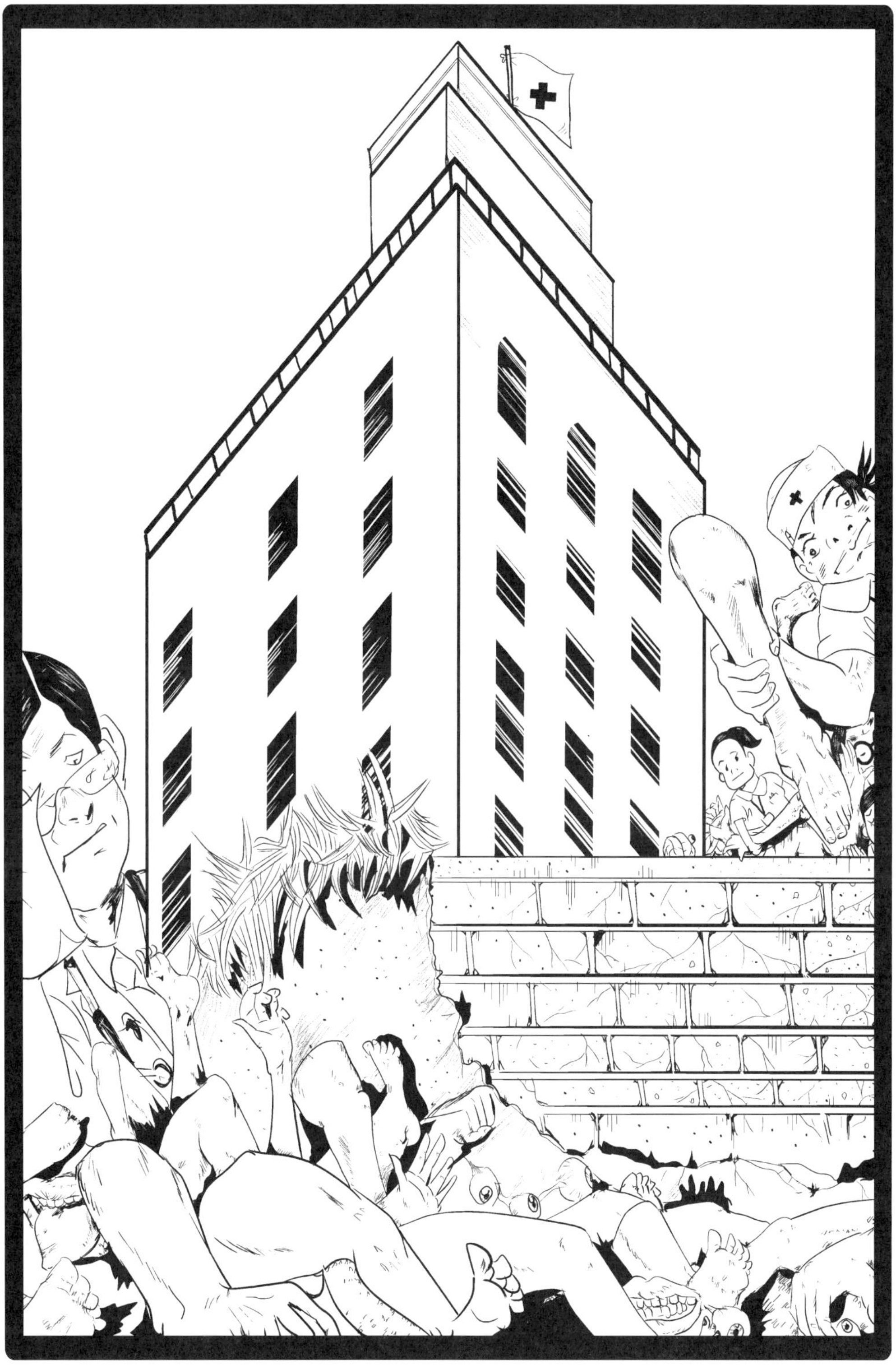

拾った命の先に残る苦々しいもののことまで考えた医療であれば…

からはとってもキメが細かいので、マヨネーズで和えるだけで、そのままポテトサラダのようにいただけてしまうのです。

つまりこのお豆腐屋さんは、豆腐作りの先まで見越した上で日々美味しい豆腐とおからを作っていらっしゃるのです。

医療もそんな風にはいかないものでしょうか。拾った命の先に残る苦々しいもののことまで考えた医療であれば、救われる心ももしかしたら増えるのかもしれません。

これはかなりの偏見ですが、多聞に裕福な家庭環境でないと進学できない医療業界ですので、なかなかゴーリキーのような「どん底」に思いを馳せることは難しい生い立ちなのかもしれませんが、青白く燃える蟹が美しいと思えるような、泥の河に浮かぶ医療であって欲しいと願います。

【要旨】5

二 病気と障害　2 健康・病気・障害

手足を失ったり慢性的な病気があると、日々を楽しく過ごせず、「死ぬよりつらい」かもしれない。それが「障害」である。近代医学の進歩は人々の平均寿命を延ばすことはできたが、逆に命が助かった後の「障害」の問題を浮き彫りにした。

これもありきたりによく耳にする台詞です。

「だって良くなるんでしょ？　いつか治るんでしょ？」

驚いてしまいます…。

きちんと理解していただきたいのは僕たちはある部分では回復の途上にあるのですが、障害の根本

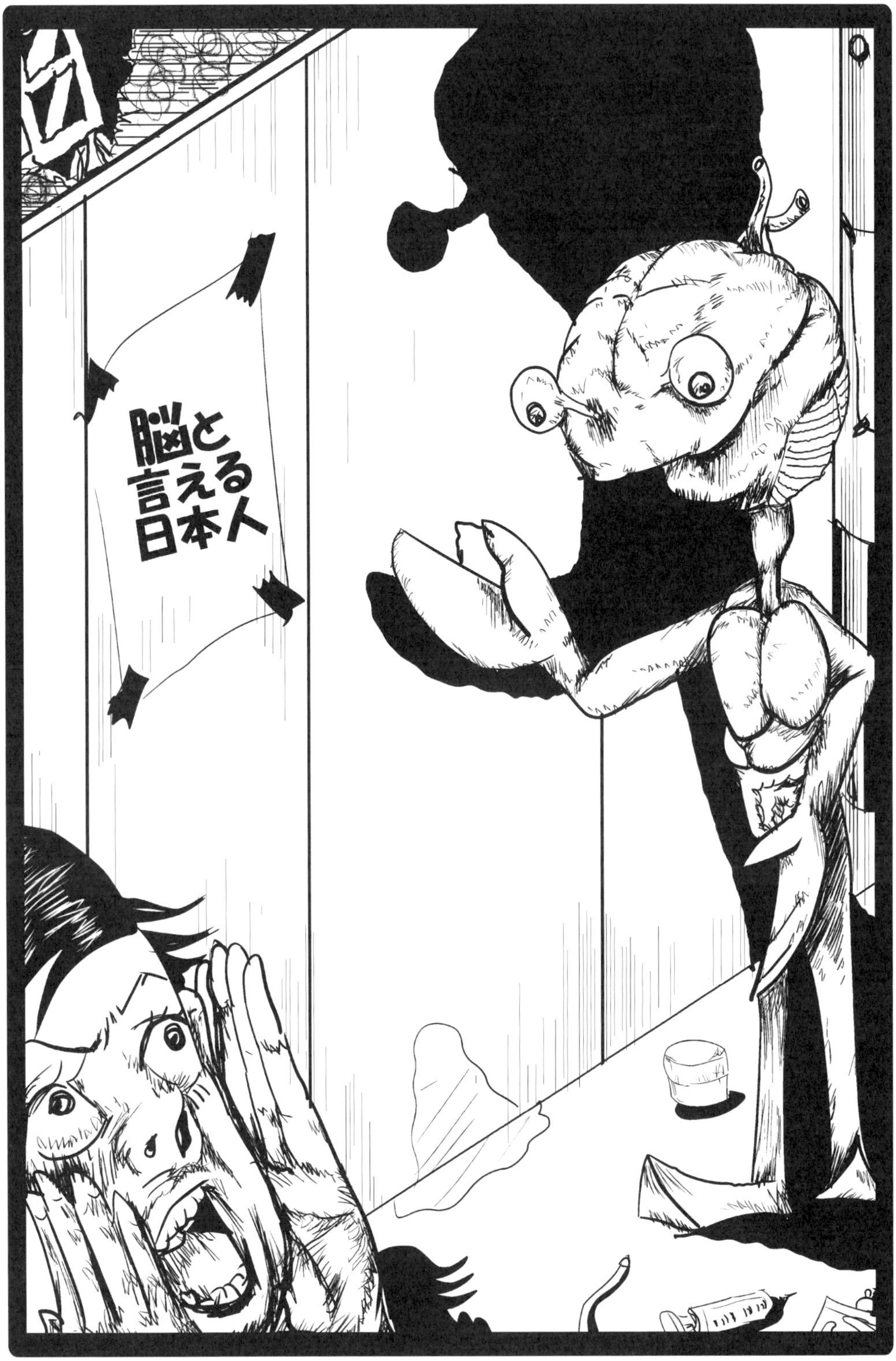

うっかりすると飛び越えてしまいそうな隣の世界の住人…

である機能は喪失してしまっていて、もう「無い」のです。失ったものをどうやって持っていることにできるのでしょうか。五〇代で高校生の格好をしてもコスプレやコントにしか見えないようなものです。エステや美容整形でそれとなく若い容姿にみえたとしても根本の加齢は消えないのです。いくらリハビリで、苦もなく普通に生活しているように見えたとしても、それは患者の努力の結果でしかないのです。「死ぬよりつらい」と言ってくださる砂原先生のセンスが素敵です。

以前、市営バスの優先席で一緒になったおじいさんがこう言っていました。おじいさんは大病の末、蘇生させられたようでしたが、ズバリ一言。

「生殺しだよな！」

蘇生や救命が医療者の究極の勝利だと信じることとはそろそろ決別してもいい時代に入ったのかもしれません。ｉｐｓや何だに夢を感じる一方でまた新しい不安の芽生えを感じてしまうｓｙｏーガイシャです。

そんなツギハギの肉体を抱えた心でも幸福を味わえる社会であってほしいですが、それはもう医療の問題だけではなくなってしまいます。

どうか思考することを止めないでください。世界は一人の人間ですべてを理解・経験できてしまうほどシンプルではないのです。自分とは違う、異質な世界の存在を常に実感を持って認識できる脳であっていただきたいと思います。

そう、あえて「脳」と書きましたが、以前は性格（パーソナリティ）や道徳（マナー）の問題だと思っていた諸々も、単純に大脳の機能の個体差なのではないだろうかなんて思うようになりました脳損傷者です。優先席に座る健康な方々もスマホやおしゃべりがやめられない方々も「行動抑制」＝前頭葉機能のスコアが異様に低いだけなんじゃないかなんて思ってしまいます。

大脳を散々評価された身としましてはです。

そんな曖昧な境界線しか引けない同じ大脳仲間ですので、診断の付いていない方々（非障害者の皆さん）が度を越して、病者や障害者を嫌悪したり蔑んだりされる気持ちも理解できるように思います。うっかりすると飛び越えてしまいそうな隣の世界の住人を、感情や理屈というツールで拒否し続けておかなければきっと、その非日常性の不安に飲み込まれてしまうのでしょう。以前、介護施設の認知症専門ユニットに勤務していた時代にも、精神的に不安定になっている同僚の方（あくまでごく一部ですが）にそんな傾向を感じましたし、終業時間と共にモードが急変する医療職、福祉業界の皆さんにもその兆候は見られるものでした。割り切って「私たちは女優よ！」なんて言っている福祉職員さんもいらっしゃいました。

「健康」とは何を基準に定義するのかはかなり曖昧ですが、そんな脆弱なアイデンティティで病者に触れることは就業以前の問題のようです。まずはきちんと、自分という存在の身支度を整えてから働きましょう。

砂原先生のおっしゃる「ｃａｒｅの医学」とはたまらなく美しい響きですが、結局、介護保険制度の確立と共に、医療者の方々は「ｃａｒｅ」の分野から手を引いてしまわれたのかもしれません、なんど感じてしまうイチｓｙｏーガイシャな僕です砂原先生。

【要旨】6
二　病気と障害　3　障害と病気の関係
障害と病気の関係を整理すると（一）独立した障害（生まれながらの障害の場合など）、（二）病気と共存する障害（神経や内臓の慢性病の場合など）、（三）病気のあとに来る障害の三つになる。

「障害者」と言うと、繁華街の地下道でアコーディオンを弾きながら物乞いをしていた「傷痍軍人」のおじさんを思い出してしまいます。南方で脚を吹き飛ばされた兵隊さんでも、脳梗塞で麻痺になった患者さんでも、21世紀の現代ですらいまだに同じ目線で扱われるようです。かつての僕も「麻痺」なんてものはステージ分類されているぐらいだから、きっと一生この人（障害者）は、このままなんだろうなんて思っていました。ですがいざ自分の体が麻痺になってしまうと日々、その痙性・巧緻性のゆらぎ（振幅）に驚いてしまうのでした。障害とはよくも悪くも固定されたものではないようです。もちろん「障害」の範囲内でのゆらぎに過ぎません。

回復期に入ってから一時期、中途障害者の作業所に通所していたことがありました。中途障害ですので、たいてい元サラリーマンや主婦の方々です。皆さんもれなく「障害者手帳」を持っているのですが、手帳には障害の程度によって等級が印字されています。その等級というものがなかなか不公平なものなのです。

ある方はとても大変な状態なのに、軽い等級しかついていませんでしたり、逆にすごくいい状態なのに驚くほど重い等級認定でしたりです。どうしてそんなことが起こるのか聞いてみますと、どうやら障害認定を受けた時期によるようなのでした。

比較的元気なのに等級が重いおじさんは、発症直後に認定をいただいたそうでした。逆の方は、必死にリハビリを頑張っていた時期に認定がついたそうです。

機能回復を定着させるためにはある程度の時間は必要です。マンツーマンでリハビリテーションを

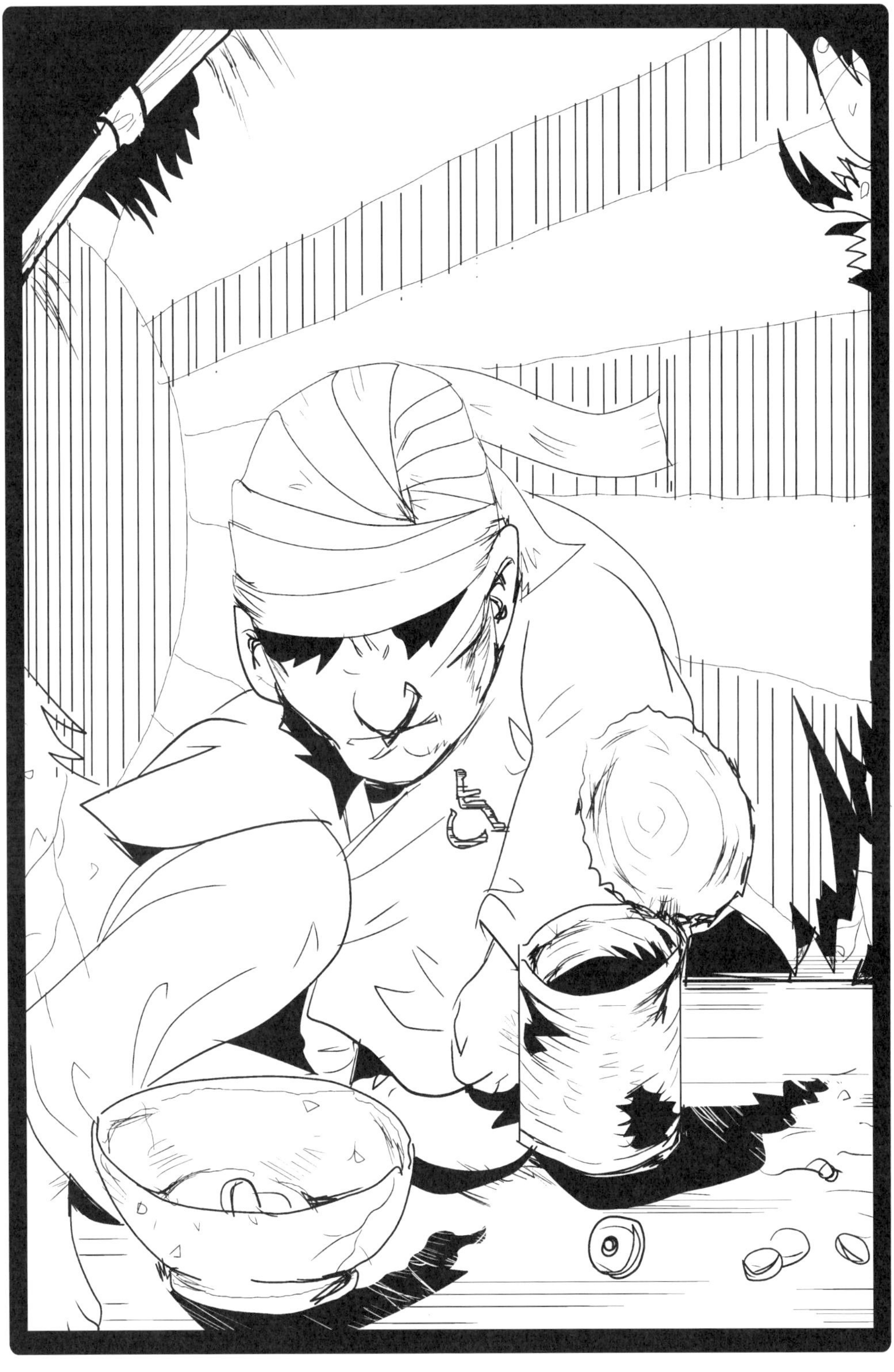

同情や憐関を乞いたい「愛の物乞い」…

受けていた時期に少し回復したように見えたとしても、状態もいいし、障害認定が軽いからと、周囲が「リハビリ」から遠ざけた結果、その方の四肢は拘縮が進んでしまわれたようなのです。

傷痍軍人さん的な「障害は固定されたもの」という考えがいまだに支配的ですので、そんな悲劇が起きるのかもしれません。

一応障害者手帳には更新の義務があるにはあるのですが…。

ただ、失礼ながら砂原先生の「リハビリテーションのおかげ」という言葉には少々の抵抗を感じてしまうのでした。砂原先生ご自身も「神業ではない」と仰っているように、「リハビリテーション」は万能薬でも、最高裁判決でもないように思うのです。我が身を振り返ってもリハビリは良くも悪くもですが、単なる「きっかけ」のひとつに過ぎなかったようでした。確かに「リハビリ信仰」心の厚い熱心なセラピストさんもいらっしゃいましたが、「きっかけ」であることをきちんと理解して、患者自身が自分の力で生活の中にフィードバックできるように導いてくださるセラピストさんもいらっしゃいました。

さてここで障害者の「自立」を妨げるものについて考えてみたいと思います。

1．「福祉制度」：これは驚きかもしれませんが、結局制度に依存してしまう障害者も少なくはないのです。ただでさえ衰弱した心と身体ですので生活の支えは常に保持しておかなければ心底不安になるのです。現代の障害者は意外にそんなギリギリの社会で生きています。でもそれは同じ立場にならないと共感できないことではありますが。砂原先生も仰っているように下手に頑張って、収入が落ちたり、無くなったりしてしまうことを恐れるあまりずっと重い障害者でい続けようと思ってしまうのは当然の人情です。

2.「近親者（家族）」：これも意外でしょうが、近しいからこそ膨らむ不安もあります。1で書いた収入の減額に不安を感じるのも家族だったりするようです。肉親だからこそ持つ責任感がさらに問題を重くしてしまうのです。

経済的な不安だけではなく、疾患や障害への不安が大きいのもやはり身近な方々です。ある国立の病院に入院していた時のことです。その病院は「てんかん」治療に特化した病院でしたので、全国から集まった、老いも若きも、男も女も、フロアは「癲癇」に悩む患者であふれています。そんな癲癇患者の家族が最も恐れることは当然「てんかん発作」です。突然目の前で倒れて痙攣する姿を見ることも、手を貸すことも、健康な方にとっては純粋な「恐怖」でしかないのです。昔から、癲癇は悪魔憑きだの狐の祟りだの言われ続け（現代でも一部、その名残りはあるようですが）てきた歴史が理解できるようです。

そんな発作を恐れるあまり、過度に家族が手を出してしまう例も多く、倒れるから！と安静を強要したり、フロアに出ることを禁じたりです。

突然のように見える癲癇ですが、患者本人にはたいてい「あ…、ヤバイかも。」と分かる前症状と言うか、前兆（予兆）があるものなのですが、家族の手厚すぎるケアのおかげで本人がその予兆を学習する機会を失ってしまっているのです。なもので、せっかく自分の身体が教えてくれているサインに気付けずに、また倒れてしまう。家族のケアと不安がエスカレートする、といったループをいくつも見たものでした。自立のためには、患者本人のアクティブな気付きというものは必須です。癲癇に限らずですが（ちなみにてんかん患者は人口比率およそ一％ですから百人いれば一人ぐらいはてんかん患者という特別じゃない、ありふれた病気なのです）。

3.「障害者政策」：何だか障害者のためと謳っている裏目な事例ばかりが続きますが、結局そこが根本なのかもしれません。当事者からすれば、看板と中身が相反していることが多いように思うのです。チャリティーの本質的な目的があざとい「抱き合わせ商法」的なものでしたり。

障害者の就労にしても同様です。障害者雇用を推進するあまり、受け手の雇用者（非障害者）の障害に対する教育、認知・認識も手付かずのまま、国が雇用促進の法的義務ばかり課すものですから、生き残りのために、雇用サイドも躍起になって障害者を受け入れようとはされますが、小中学校のいじめのような暗い待遇、雰囲気に耐えられずに結局離職してしまう障害者の方も多いようです。たとえ短期間でも障害者雇用の事実さえあれば、行政も企業もある程度のコンプライアンスと補助金を誇れるのでそれ以上の世界を求めることはないのでしょう。現代医療のおかげでそれこそ掃いて捨てるほどいる障害者ですし。

金看板が好きなお国柄ですので、とりあえず社会的に「是」とされるような言葉をちりばめておけば達成なのです。実態がどうであろうが問題ではありません。

ですが、そんな社会に身を置きながらも、障害者個人の幸福をリアルに考え、社会に疑問を持たれる砂原先生はやっぱり素敵です。

【要旨】７
二　病気と障害　　４　障害の医学
医療を今までのように病気からだけでなく、障害からも捉えることが重要になる。

ぶよぶよな抽象的概念も「言葉」を与えられると途端に実体化してそこから成長することもできるようになります。

「障害の医学（リハビリテーションの医学）」という、この言葉がもっと広く社会という畑に浸透すれ

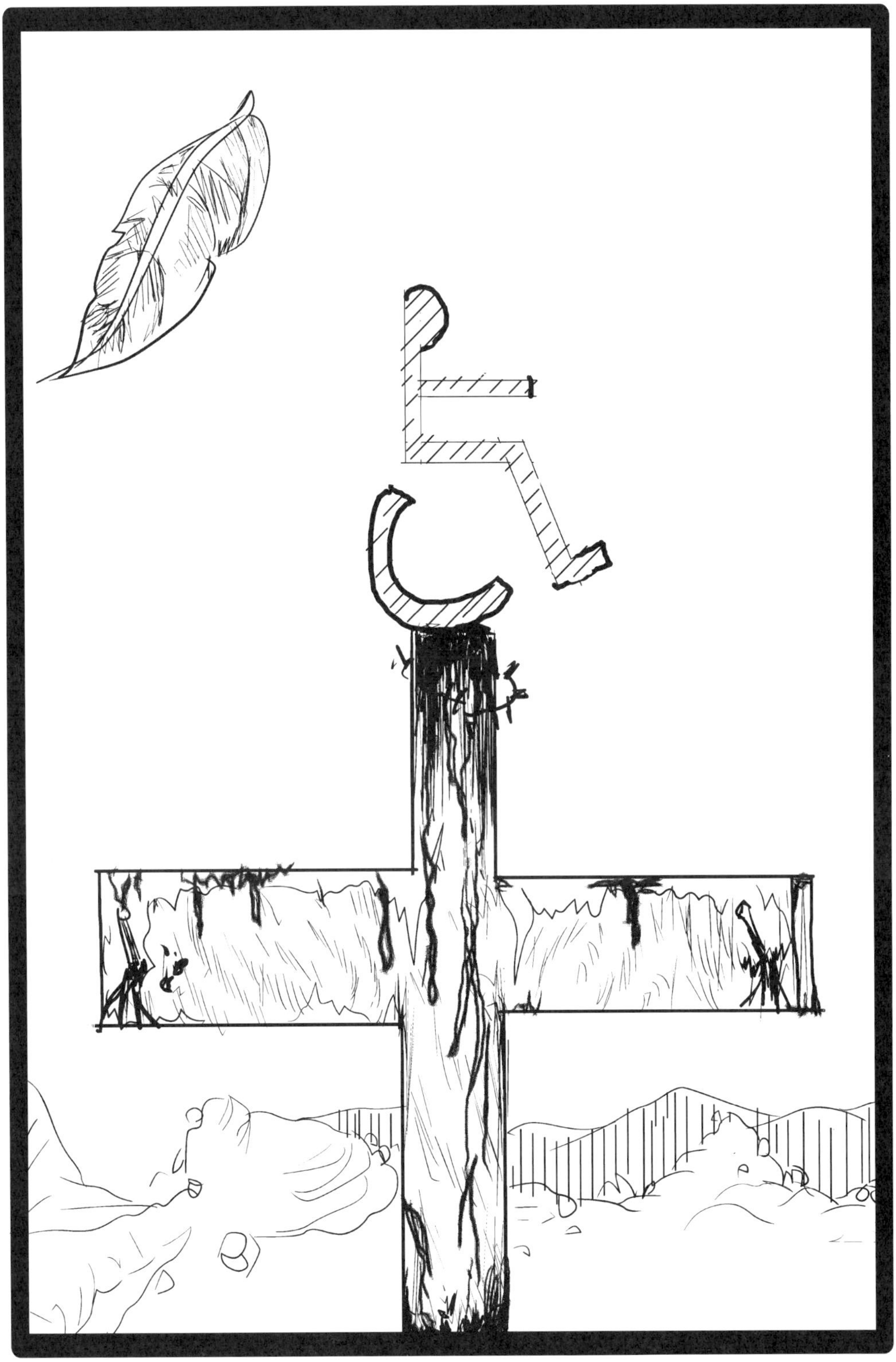

自分が生きているのに献体される人体実験の標本のように…

ば、いつかどこかで良い作物を収穫することも叶うように思います。

【要旨】8
二　病気と障害　5　治療とリハビリテーション
今までの医学の主流が治療医学（病気の医学）であったことは間違いなく、実際その進歩によって様々な病気の死亡率は激減した。それに比べると障害の医学はまだ歴史が浅い。

「主流」というのは言い換えれば「皆が求める流行り」のことでしょうから、流行るにはそれなりの仕組みや心理や根拠があるように思います。

逆に「流行らない」ことにもその原因はありそうです。「障害」という言葉にはネガティブさが付きまとうものですし。

「人類みな兄弟」ではないですが、誰もがいつかは焼き場の炉の中に入らなければならないのです。オープンに直行できればもしかすると幸運なのかもしれませんが。たいていは老いたり、苦しんだりしながら刻々と変化していく自分と向き合わなければならない時期を過ごします。

ですので今、障害者と向き合って安楽な社会を目指しておくことは、未来への先行投資でもあるのです。自分の番が来た時に笑って過ごせるようにです。特にこういう、人が手を出したがらない分野は一晩で実現するものではないですので、今、今日から仕込みを始めておく必要がありそうです。

ＯＴ学生時代の同級生の女の子は「解剖学」や「生理学」がとても嫌いで、全く違う分野のデザイン学校に入り直したのですが、そんな服飾の学校でも「解剖学」があったらしく悲鳴を上げていました。美術の世界でも解剖学はありますし、「医学」という枠（皿）はとても大きなもののようです砂原先生。

そんな大皿のどこに「障害」がレイアウトされるのか分かりませんが、手の届く（お箸がのびる）

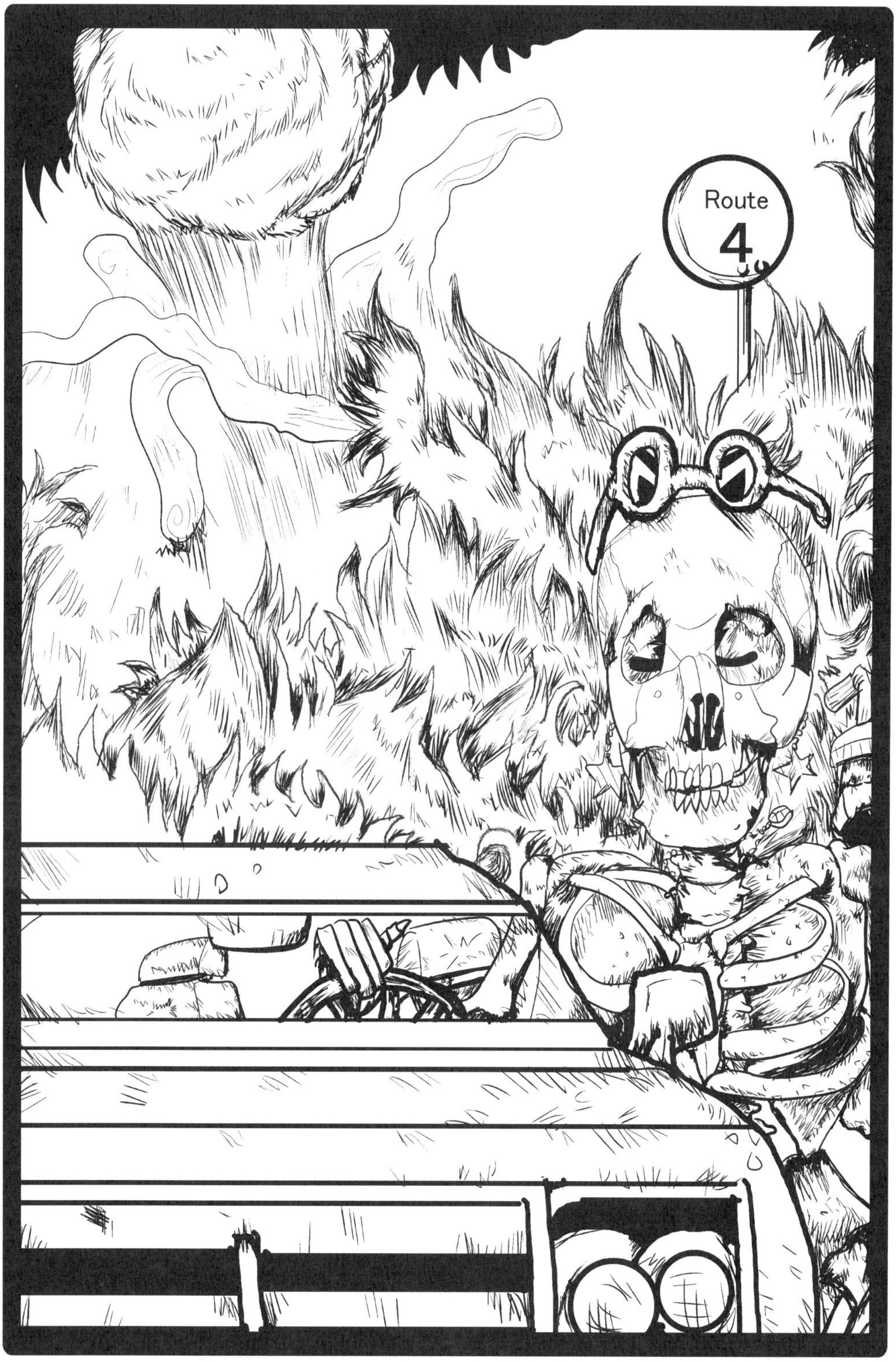

オーブンに直行できればもしかすると…

場所に置かれることを願います。

【要旨】9
二　病気と障害　６　一次障害と二次障害
一次障害とは片麻痺のように病気や外傷そのものに由来する障害であり、二次障害とは床ずれ、尿路感染、関節固定など一次障害から二次的に導かれた障害である。二次障害が起こると障害者は二重の苦しみを受けてしまう。障害者のリハビリテーションは一次障害の機能回復と同時に、二次障害の予防にも努めなくてはならない。

あえて厳しいことを書いてしまいますが、二次障害は周囲の人的、心理的環境によって生まれるもののように思います。

こんな経験をしました。介護職の資格を取った時です。在宅介護の実習に行った先の要介護者が、驚くような巡りあわせで数年ぶりに再会できた僕の恩師だったのです！

脳血管で倒れられたことは人づてに伺ってはいたのですが、まさかそんな形で先生と会えるとは思ってもいませんでした。ベッド暮らしな先生でしたが、実習同行の方に「こいつ絵がウマいんだよ」なんて微笑んで僕のことを紹介してくださる優しさは以前と変わりませんでした。障害者になった先生はベッド脇のＰ（ポータブル）トイレで、用を足されていた御様子でしたがその便器の中に、あふれんばかりに溜まった排泄物の量には、申し訳ないですがご家族の先生に対する距離感を感じてしまいました。

施設勤めをするようになってからお会いしました障害者の方は、やはり若くして脳血管疾患で倒れられた御様子でしたが、元々はきっと素敵な奥様だったのでしょう。上品な方でしたが、お尻のところに骨が見えるほどの褥瘡《じょくそう》（床ずれ）があったのです。時折来られるご主人は、優しく見舞うわけでもなくただただ、その床ずれの穴を再生して埋めるための高価な薬剤を注文して帰るだけでした。そ

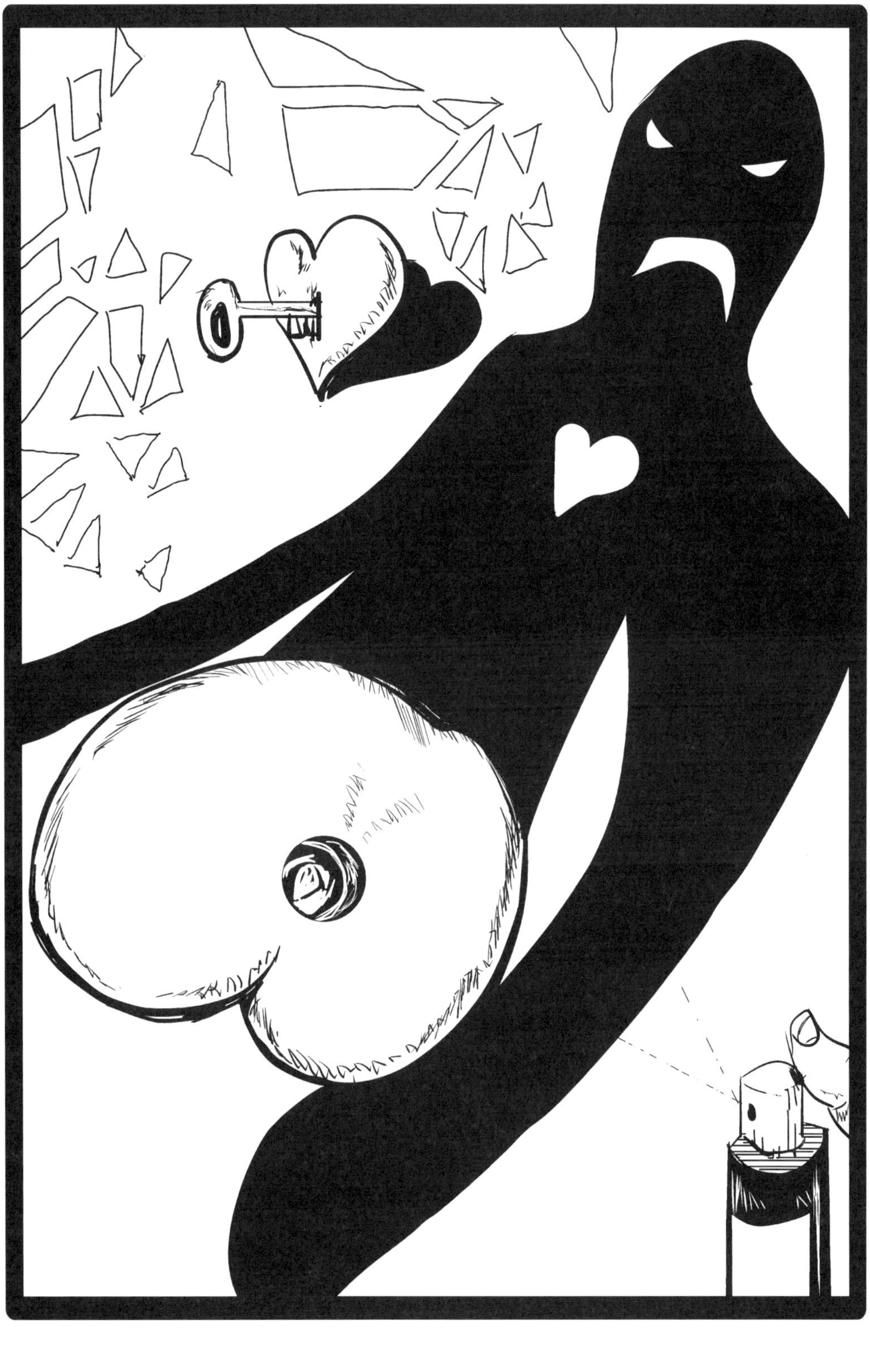

コミュニケーションだけは…

の薬剤を患部にひたすら噴霧し続ける僕たち職員でしたが。

多分きっと、ご主人のその距離感が奥さんのお尻に穴をあけたのだろうなとは思いました。

どうかコミュニケーション能力だけは毎日開《ひら》いて磨いておいてください。コミュニケーションをとることで解決、予防できる問題はたくさんあるように思います。

以前こんな質問をしたことがあります。ある会社役員の方に（その方もとても人付き合いのお上手な気さくな方なのですが）「どうして、会社でも何でも役職の高い方の方がコミュニケーションが上手なんでしょう?」とです。その方はただ笑って「だってそれが仕事だもの」と答えてくださいました。続けて「一人でできることなんてたかがしれてるから」と仰いました。

あからさまに一人では生きられなくなるような時期を誰もがいつかは迎えます。

どうぞその現実をリアルに感じてください。

【要旨】10

三 障害の三つの側面

障害という日本語は一つだが、近年それをimpairment（障害そのもの）、disability（障害による能力低下）、handicap（能力低下によって社会的不利になった人）という三つの英語に対応させて使うようになった。かつて障害とはimpairmentのことだった。


「障害」という日本語は一つ。たったの一語で片づけてしまう国民性と、三つの言葉を創造できる文化との距離の開きを象徴的なものに感じてしまう僕です。

砂原先生が挙げられている言葉の中で「impairment（障害そのもの）」だけはテコでも動かなそうですが、残りの二つは何とかなりそうです。問題は実際に社会の主軸として暮らしていらっしゃる健康な方々の責任感に依存しているのです。国に何か問題（経済危機や戦争など）が起これば、追及さ肉体を失うという現実からは…

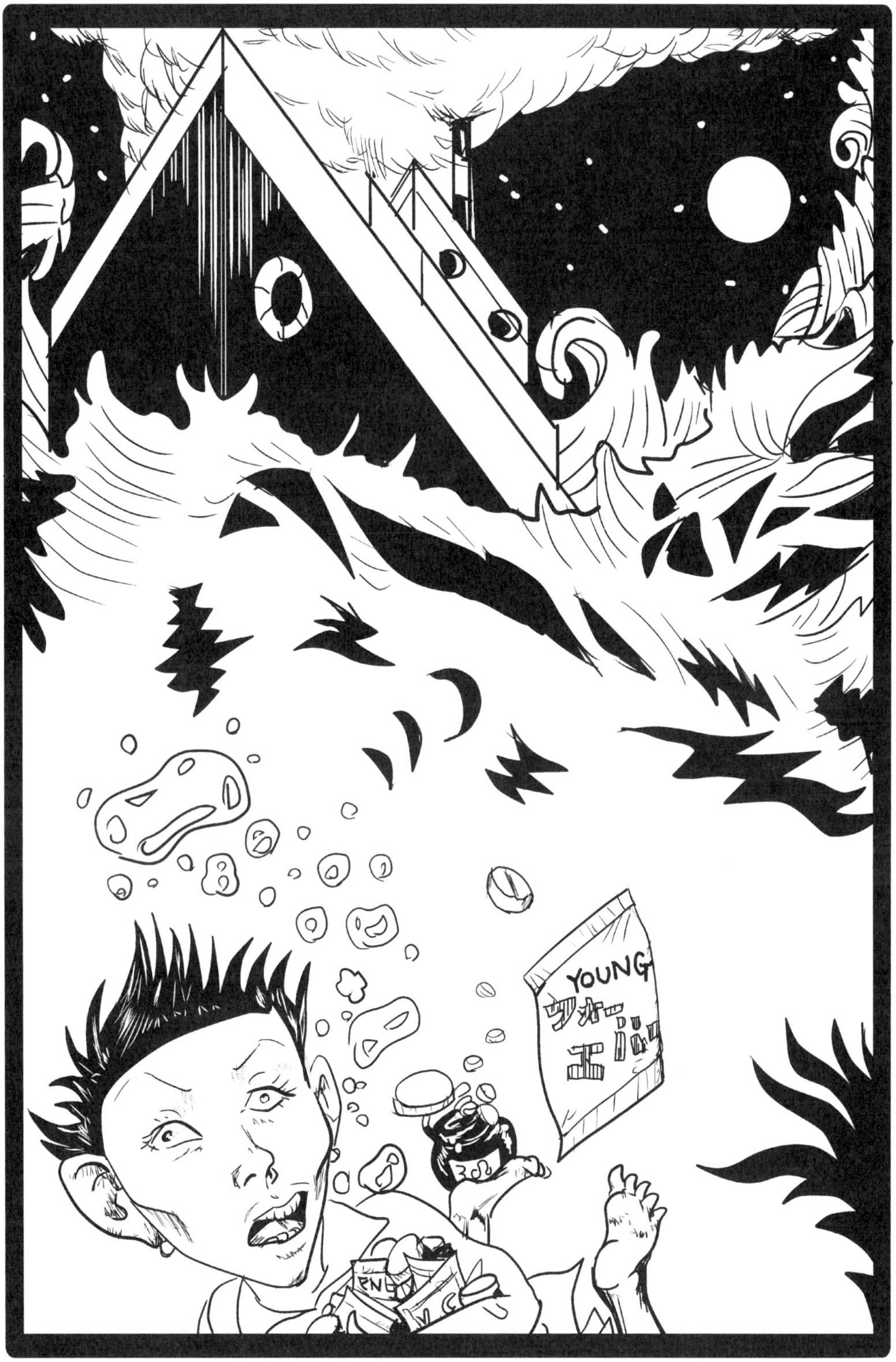

れるのは、国民ではなく、実際に舵取りをしている政治家であることに似ています。つまり、弱者や不利な立場にある人に問題を預けてしまうことは間違っているのです。障害者問題も然りです。

よくありがちな「美談」や「感動秘話」に仕立てて、涙と拍手で「障害者」を自分とは別問題に遠ざけたように感じたとしても、問題の本質は健康な方々の眼前にいつまでも横たわったままなのです。肉体を失うという現実からは誰も（恐ろしく平等に）逃げることはできません。どうぞ勇気をもって今、この社会に向き合える方でいてください。現実を変えるのはどこかの他人ではなく今そこにいるアナタなのです。

燃えなければ輝けません。計画とお題目だけでは実現しないのです。

ありがちに、選挙のポスターで踊る「実現力」という言葉ですが、それは実現した後に付く言葉であって、最初に掲げる言葉ではないのです。

「カレーライス」と何度唱えても目の前に「カレーライス」は出てきません。そんな魔法は誰も使えないのです。まずは買い物と材料刻みと調理、もっと言えば材料を買うための収入を得る「労働」から始めなければ、永遠に「カレーライス」にはたどり着けないでしょう。

少し想像してみてください。

そして…、「健康」とは「お金」のようなもので、ただ独り占めをして持っているだけでは価値のないものです。必死に抱えこんでも「健康」も「寿命」も貯金することはできません。一瞬で夢がはじけることだってあるのです。

破産や倒産をする前にその現実に気付いて今この瞬間、この社会の中であなたの「健康」をたくさん使ってください。「健康」こそが天下の回りものなのです。

砂原先生も仰ってられますが、障害に対する患者個人個人の認識の程度の違いで、治療効果（リハビリテーションの成果）も格段に違ってくるということは実体験を通して理解しました。自分の身体に何が起こっているのかも分からずに、セラピストからの指示のままにメニューをこなしても成果がないようでした。他の患者さん達を見ているとです。

幸いなのかは分かりませんが、僕には微量の医療・リハビリの知識があったものですから、自分の症状やセラピストさんの目的を少しは理解していました。

ですのでお見舞いに来てくださった医療職の知人から帰り際に無言でバビンスキーの検査をされた時はとても悲しい気持ちになりました。その場、その時に、その知人がバビンスキー検査をする理由も必要性も全く無かったからです。単純に医療的な興味の対象になってしまっている自分が、生きているのに「献体」される人体実験の標本のように思えたのでした。

そんな「心理的障壁」は克服をあきらめてしまうほどの巨大さです、砂原先生。

無事退院してからも、社会に再び参加できるようになってからも、その壁は日々増殖を続けています。そんな「人の心」という腫瘍は、良性であることの方が珍しく、個人や社会に悪性に転移していくもののようです。

「障害の意味付けは簡単ではない」と言える、砂原先生の思考の多様性と柔軟性に御尊敬を申し上げます。

バリアフリー化が進んで「物理的障壁」は大分身を潜めてきた感のある現代ですが、それを逆手に取られる方々も多いように思います。例えば「スロープを作った」と言うだけで免罪符がいただけてしまうようなもので、物理的なポーズさえとっていれば、中身の「心理」はどうでもいいようです。障害者への偏見は拭えなくても、設備を整えましたからと自分達を肯定できてしまう方々の安っぽさに感心する次第です。

【要旨】11

四　障害のひろがり

障害は大きく身体障害と精神障害に分けられる。十八歳未満の障害児は、脳性麻痺の数が群を抜いており、かつて小児の障害の最たる原因だったポリオはワクチンの開発によって激減している。やはり病気そのものの予防が障害の抜本的解決であり、脳性麻痺や脳卒中に関してもこれからメカニズムの解明や予防措置が発展すれば、障害の比率は下がるはずである。身体的な「疾病」と「障害」の違いに比べて、「精神病」と「精神障害」はほぼ同じ意味で使われる。なぜなら障害とは社会への不適応の問題が大きく、精神病はそうした障害的側面が強いからである。また、精神障害と身体障害が重複することも珍しくない。

この節からは、冷静なドクターとしての目の力を強く感じてしまう僕です。病気の克服・解明が進めば、臨床の変化、ひいては福祉現場の変化も進むことでしょう。そんな未来に夢を感じずにはいられない僕です。砂原先生！　医療者ですら、目をそらしがちな精神科領域に目を向けられる砂原先生の瞳のぬくもりがやっぱり素敵です。精神疾患に対する苦手意識は多くの医療者の方に見られる傾向のようでした。笑顔で患者を迎える一方で、絶対的な距離感だけは堅持して、もし患者が近い距離感のコミュニケーションをとろうものなら仮面がはがれ落ちるようにあからさまな嫌悪を表出されるのです。

ちなみに「高次脳機能障害」は行政上、精神障害区分とされていますので、家族や本人が希望すれば精神科のデイサービスなどに通うことになります。

僕もそんな流れで、障害者作業所で日当百円以下で労働することには喜びを感じませんでしたので、そんな作業所通いを断りましたら、周囲は、障害者の日中の預け場所にヒステリックになりがちですから晴れて精神科のデイケアに通所することとなりました。

同じ精神障害区分とはいえ、統合失調の患者さんや気分障害の患者さんと同じメニューを過ごすことは多分、お互いにストレスでした。

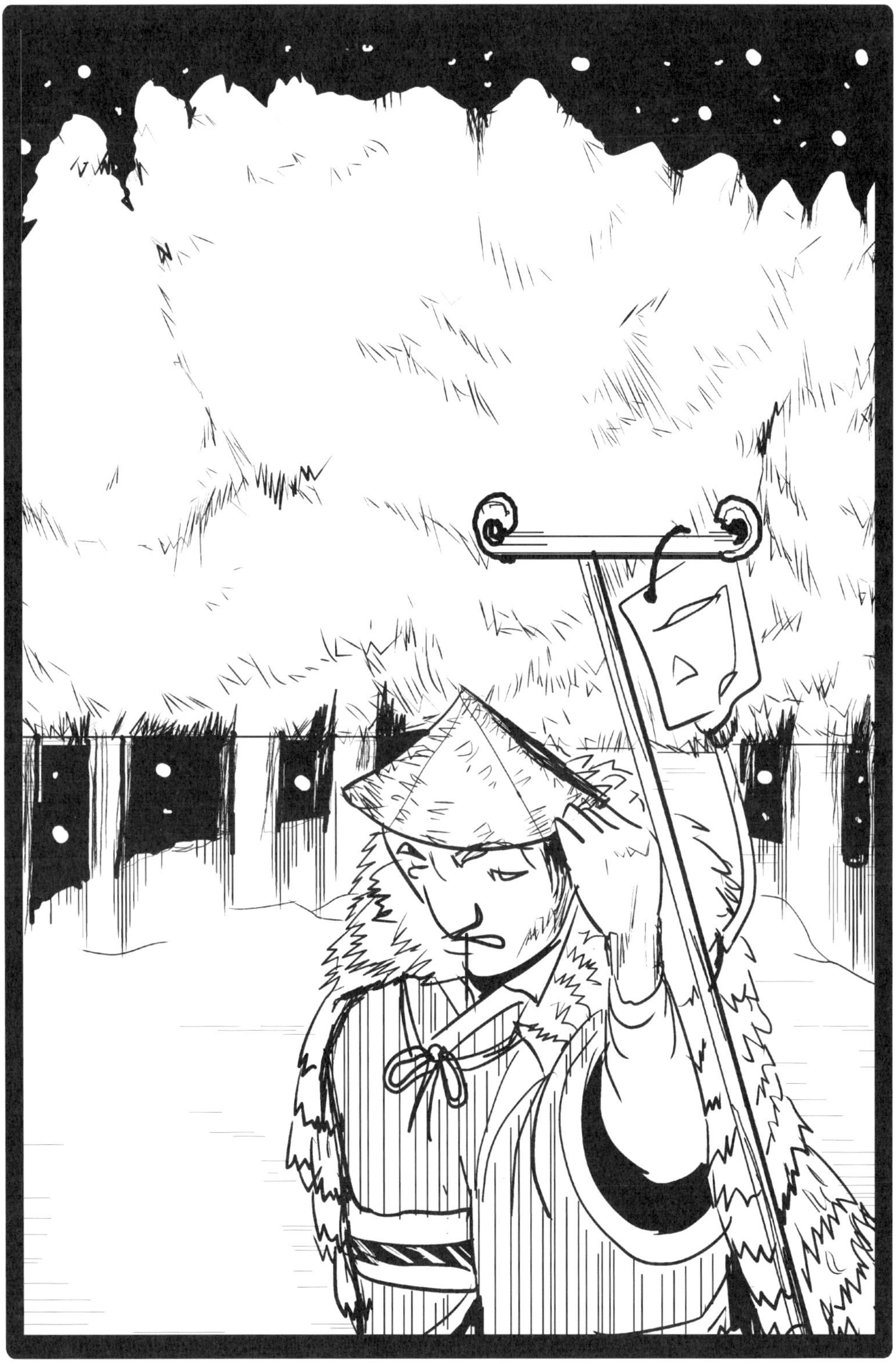

信頼すべき医療者に傷つけられてはもう…

そんな精神治療の世界で働いていらっしゃる職員と、精神障害の患者が普通にコミュニケーションをとることはそんな「心理的障壁」のせいか、土佐藩の上士と郷士の関係のように、大変に難儀なものだったのです。

これは大きくその方のパーソナリティやコミュニケーション力に依存することですので、前述のようなあからさまな嫌悪・拒否を表出される方もいらっしゃれば、今でも普通に仲のいい友達としてお付き合いさせていただいている職員さんもいらっしゃいます。そんな子どもじみた医療者の対応に傷つく若い患者さん達も多く、疾患や性格にもよるものでしょうが、職員への憎悪を増幅させるコもいました。元々センシティブな性質ですのに、信頼すべき医療者に傷つけられてはもう、どこにも心の逃げ場がなくなってしまうのです。そんな混乱も多々見られる精神治療の現場でした。本来の目的であるはずの「治療」から遠ざかってしまっているのです。

ある病院では「治療」と称したテストで、患者を、論文作りの統計データにしてしまっていました。もちろん「無断で」です。どちらの精神が病んでいるのか分からなくなりそうな現実です。

「重複障害」についてですが、すべてが脳につながる人体の構造では、とりわけ広範囲に脳を損傷してしまう「脳出血」ですと、避けられないのは障害の重複です。僕はくも膜下出血でしたので、御多分に漏れず「重複障害者」です。

そんな身で、あるドクターから伺ったのは、「医療業界は恐ろしくタテ割りだ」というお話でした。胃が悪くなれば消化器科に行けばいいだけですが、責任病巣が「脳」ですと、そう簡単にはいかないのです。例えば「器質性精神障害」というものがあります。これは脳の損傷が原因で精神疾患の様な症状が出る障害ですが、精神科は精神科だけ、脳外科は脳外科だけの立場を崩せないので、遅々として解明が進まないそうなのです。

僕は脳損傷のせいで、目が一部見えなくなってしまいました。目が見えないので眼科に回されるのですが、眼球には何の問題もないので、おざなりに視野検査などをして、見えないことを確認するだけです。「半盲」という障害です、そう聞くと大抵の方は「片目をつぶった状態」をイメージされるのですがそんな単純な話ではないのです。目から入ってくる情報の五〇%しか脳が解析してくれないのですが、おせっかいな脳が「中心視野」というものを勝手に補正してくれるのでした。つまり、本人は普通に見えているつもりなのに、その景色は実際の景色の半分の情報量で構成されているのです。なので突然に目の前に車や人がワープ（瞬間移動）してきたかのように見えることが多々です。

そんな難儀な僕ですが、いつものように視野検査に行った病院のドクターが一言、「どうせ半盲だろ?!」つまり訳せば「再生しない脳細胞が原因の症状は眼科医の仕事じゃないし、変化もないから検査の無駄だ!」という意味なのです。

そんながっかりな日々の中で、ある病院のドクターは「半盲は本当に大変だろうから、何か困ったことがあれば、気軽に病院に来てください」と仰ってくださいました。同じ眼科医なのに、このお二方の違いは何に由来するのでしょう?どうぞ考えてみてください。

などと、「目が見えない」ことを説明しても、大抵の方は「障害」という概念を一皿ずつしか食べられないものです。僕らには常に同時に存在している、アラカルトなチョーふくsyoーガイですがそれを決してワンプレートでは提供できないのでした。

「一度にそんなに食べられない!」それがみなさんのリアルです。

【要旨】12
五　障害者へのかかわり方の移り変わり
障害の扱いは地域や時代、宗教の違いによって様々である。また、精神病患者が牢や独房に監禁されていたのはつい最近までの話である。わが国の障害観も、古代においては他の民族と変わらなかっただろう。明治に入って初めて救貧法が出され、また戦争による傷痍者や、産業災害の犠牲者に対する扶助も法律に定められるようになった。

何よりもまず、リハビリテーションを世界史とまでリンクされて考えていらっしゃる砂原先生の情熱の温度がやはり、「追従者」ではなくて「開拓者」なのだなぁと感じる僕です。

砂原先生が書かれている「監獄のような」精神科病棟を見た経験が僕にはあります。叔母が十代で統合失調症（当時は「精神分裂病」と呼ばれていましたが）を発症して以来人生の大半をそんな隔離施設の中で過ごしたのです。叔母が入院したのが、おそらく一九六〇年代の終わり頃〜七〇年代だと察しますが、絵の得意な、笑顔の可愛い少女でした（祖母が大切にしまっていた古い写真を見るとです）。そんな叔母を僕が見舞っていたのが主に八〇年代でした。病室に戻っていく叔母を見送る、当時少年だった僕の視界を遮ったのは、ジャラジャラと鍵をぶら下げたイカつい看護婦さんでした。「ガシャァーン」と重い鉄格子を閉めて鍵をかけるその冷たい眼の光を今でも印象的に思い出します。そんな叔母は結局21世紀を過ぎてしばらくしてからようやく退院できたのでした。但しその代償は「死」でした。長い医療監獄から解放された時には、あの笑顔の少女が老婆のようになっていたのです。

そんな中でも救いでしたのは、患者友達の皆さんが叔母の死を心から悼んでくださっていたことでしたが、そんな一生を病気だからという理由だけで、一人の少女に負わせてしまう国も社会もそれを支持する人間も僕は嫌いです。砂原先生が引用で「二重の不幸」とわざわざ書いてくださっている優しさが心にしみる気がするのです。

監獄のような病棟…

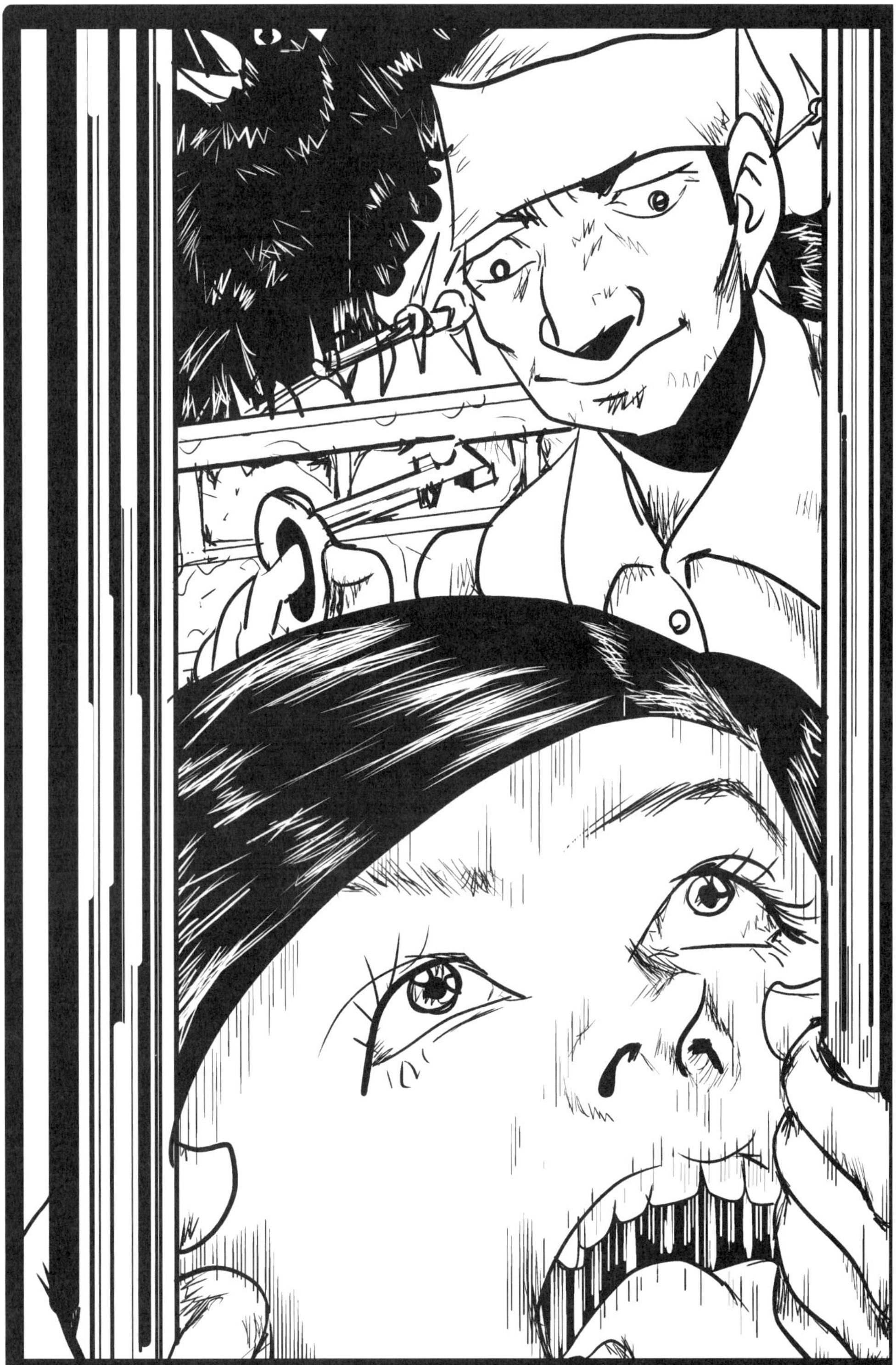

第二章　「リハビリテーションということ」を読む

【要旨】13

一　言葉の沿革

「リハビリテーション」という言葉は元々はhabilis（適した）というラテン語を語源に持つhabilitareにre（再び）がついた言葉である。辞書によれば（一）一度失った位階とか特権とか財産とかを回復すること、（二）一度失った名誉を回復すること、（三）良好な状態に帰すこと、（四）治療や訓練によって身体的、精神的にもと通り健康な状態に回復すること、とある。元々は（一）（二）（三）を意味していたが、今や（四）の意味で広く使われている。

「リハビリテーション」という言葉はよくも悪くも、使い方次第の都合のいい言葉であるように思います。

そもそもが何も悪いことしていない。というよりも、人様よりもひどい目に遭っているのに、どうして「許され」なければならないのか正直理解できない僕です。

僕がもし逆の立場で「非障害者」でしたら、罪悪感を感じるのは健康な自分に対してであるように思うのです。

忙しく立ち回っている大変な人達の中で自分だけがぼんやりのんびりしていたら、何となく居心地が悪いことに似ています。

自分に何かできることはないかを大抵探すものです。

それは障害者達も同じです。

砂原先生が「障害者が自らを肯定し」と書かれている文章に、砂原先生の優しさと厳しさが表れているように感じます。障害者だからと日陰に潜んで、誰かの優しい手が伸びてくるのを待つのではなく、自らが積極的に陽の下に出る努力は続けるべき義務です。

同じひとつの社会を構成する住民同士、障害のある無しにかかわらず、互いに努力し合うことは必須なのです。

でも、「リハビリテーション」が哲学にまで成長するにはまだまだ年月を費やす必要がありそうです。

いつかは実現するのかもしれない未来を想像しながらも、今現在、障害者として社会に実在している自分からまずは考えましょう。今ここで生きる自分がすべての世界の出発点なのですから。

幸福だの不幸だのの意味づけは後からでも十分にできます。


先生が言われる、「リハビリ」に代わる言葉に思いを馳せても、現状からは「健康法」や「元気体操」、「ボケ防止」ぐらいの言葉しか浮かびません。

治療という本来の姿からは大分かけ離れてしまった現代日本の「リハビリ像」ですが、語源である西洋の「復権」という概念を日本に置き換えて考えると、僕は「蜘蛛の糸」のように感じられるのです。そこにはなぜかやっぱり「慈悲（＝赦し）」が介在するのでした。かと言って、健康な方々が糸を垂らす側にいるようにも思えず…。

もしかしたら、お互いに地獄に貼りついているだけなのかもしれません。

いつかは灰になる者同士が今だけの期間限定な姿を比べあったり、その優劣を付け合ったりする姿は何だかとても滑稽です。健康組も障害組も、組同士の抗争は止めてお互いに「更生」してみませ

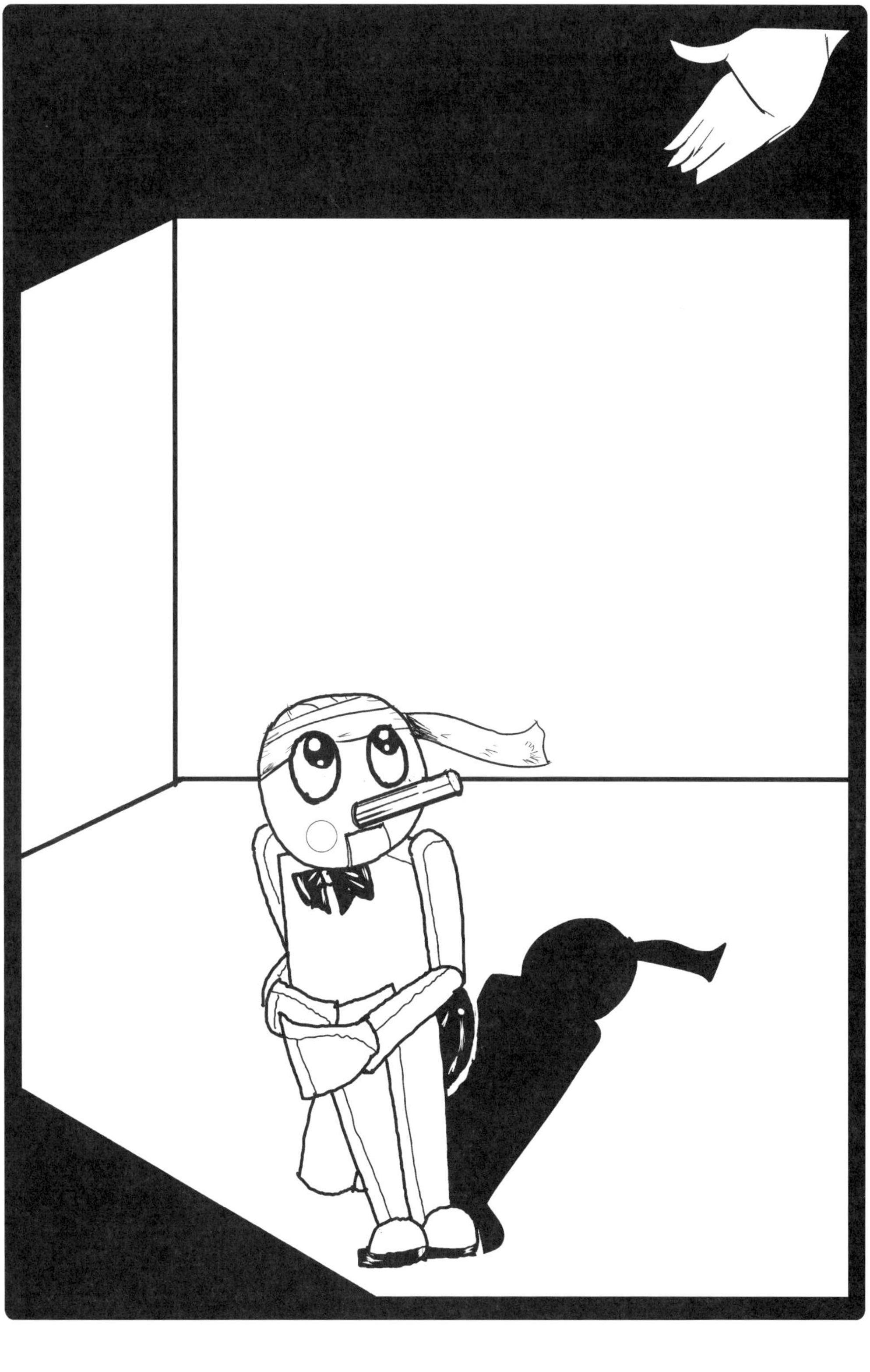

障害者だからと日陰に潜んで、　誰かの優しい手が伸びてくるのを待つのではなく、　自らが積極的に…

んか。

【要旨】14
二　定義と分野
　リハビリテーションについて、アメリカでは「障害者の身体的・心理的・社会的・職業的・経済的有用性の回復」という「目標」から、国際保健機関では「機能的能力が可能な限り最高レベルに達するように訓練あるいは再訓練するために医学的・社会的・教育的・職業的訓練を調整、統合して行うこと」という「手段」から定義している。どちらの定義も単なる生物学的な人間ではなく社会的・文化的人間を目指しているという点では同じである。

　何だか「定義付け」という努力がむなしい「言葉遊び」に過ぎないような気がしてしまいます一応の当事者です。出来上がった「定義」も障害者のためにあるものではないでしょうし。

「定義」とは、船が降ろす「碇」のようなものです。

　思考の出発点をやみくもに探す必要もなくなりますし、外からの認知が容易になるので、存在が明確になって安心な反面、そこから動けなくなる、大洋に出ることができなくなるおそれがあります。概念を固定化することで利益を得たい方々が心理的・経済的な足固めをしたいだけに過ぎないのかもしれません。「所属の欲求」です。

　なので、頭で考えるよりもまずは異世界の感触を「感じて」いただきたいのです。でないと問題の本質を見失ってしまうことになりかねません。

　単なる「生物学的」な機能を失うだけで、「文化的」・「社会的」な人間であることを目指さなければならなくなる過酷な現実がそこにはあります。そんな笑えそうな「過酷さ」は、万人のすぐ隣でいつでも起動するチャンスをうかがっています。

　それが「社会の裸」なのです。

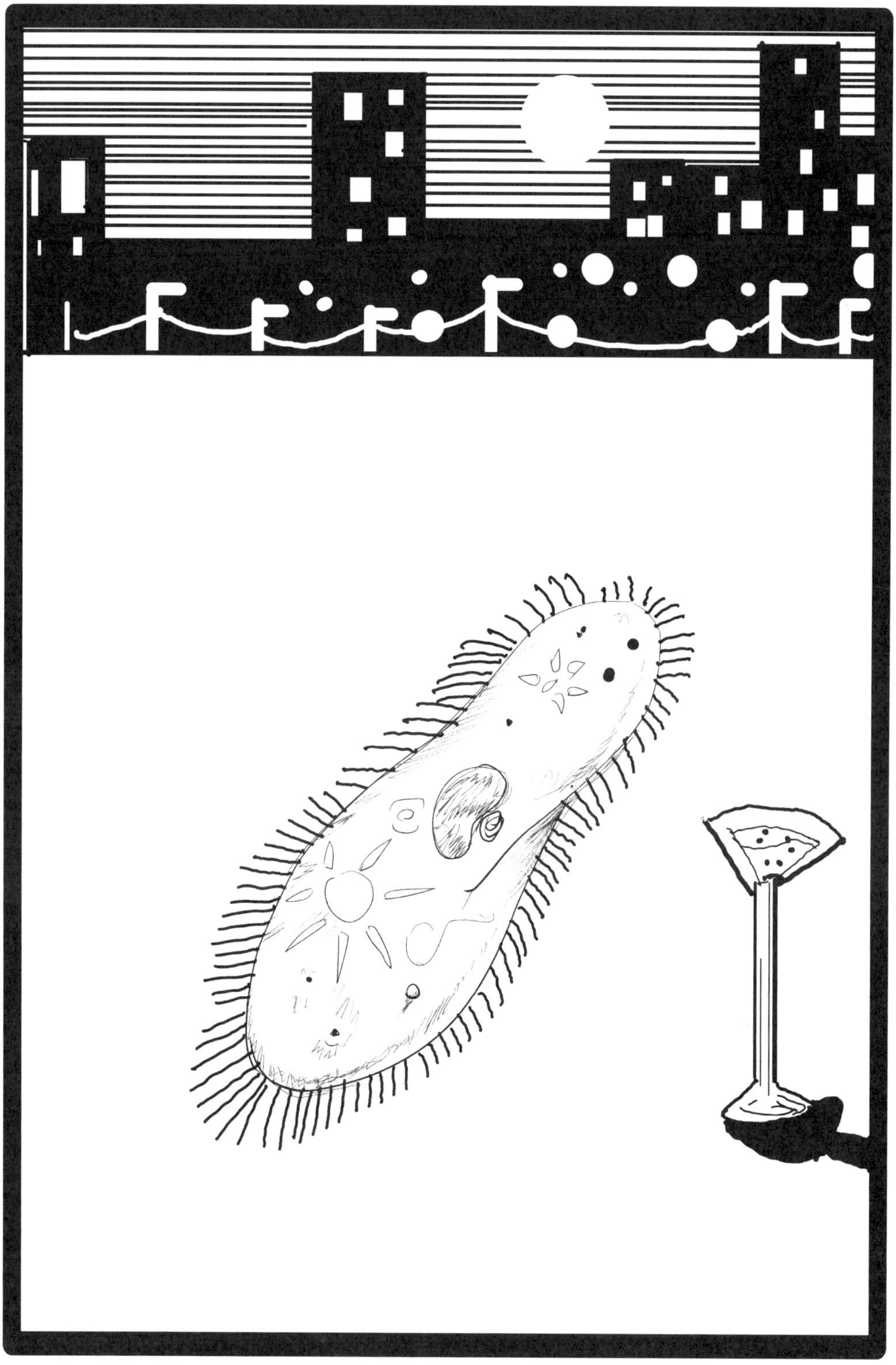

単なる「生物学的」な機能を失うだけで…

【要旨】15

二　定義と分野　医学的リハビリテーション

医学的リハビリテーションは世界保健機関の定義にしたがえば、麻痺した筋肉の機能の回復、弱った筋肉の強化、必要な場合は健康な筋肉で「代償」することによって身体的・心理的能力を発展・回復することである。

この節では、先生の記述に沿わせていただきつつ、当事者の実感を述べてみたいと思います。

医療者が患者（障害者）に、「筋肉」・「筋肉」と連呼するさまには、正直もうおなかいっぱいな僕です。動物には欠かせない大切な筋肉ですが、そこそこ若い患者の僕には、障害者になってもそれなりの筋肉量はありました。でも、神経的な支配の及ばない筋肉は、ただの肉の塊だったのです。

そして、思わず「出た！」と叫んでしまいそうになる、この「代償」という言葉ですが、障害者になってみて悟ったのは、「リハビリとは代償することと見つけたり」でした。リハビリテーション業界では、この「代償」という言葉は、とても使い勝手のいい便利な言葉のようです。

「代償」と言ってしまえば何でも筋が通る、肯定される雰囲気満々なのでした。

恋愛の、「愛してるなら、何でも許せる、許される。」なんて現象に似ています。

そんな「代償探しゲーム」に熱中してしまうセンセイも多い現場ですが、個人的には「代償」が全てではないだろうなんて思います。「オムツ充ててるんだからダイジョウブ、中でしちゃいなさい！」なんて言われても、人間ためらいはあるものです。

仕方がないとは言え愛着のある、使い慣れた利き手を手放さなければならない「利き手交換」という発想は、もしかするとかなり過酷で残酷な要求かもしれません。もちろん最終的に障害者本人の幸福が再獲得されるのなら良いのですが。

極端な表現をすれば、歩けないのなら、一生「逆さ人間」＝逆立ち歩きをして生きればいいなんて

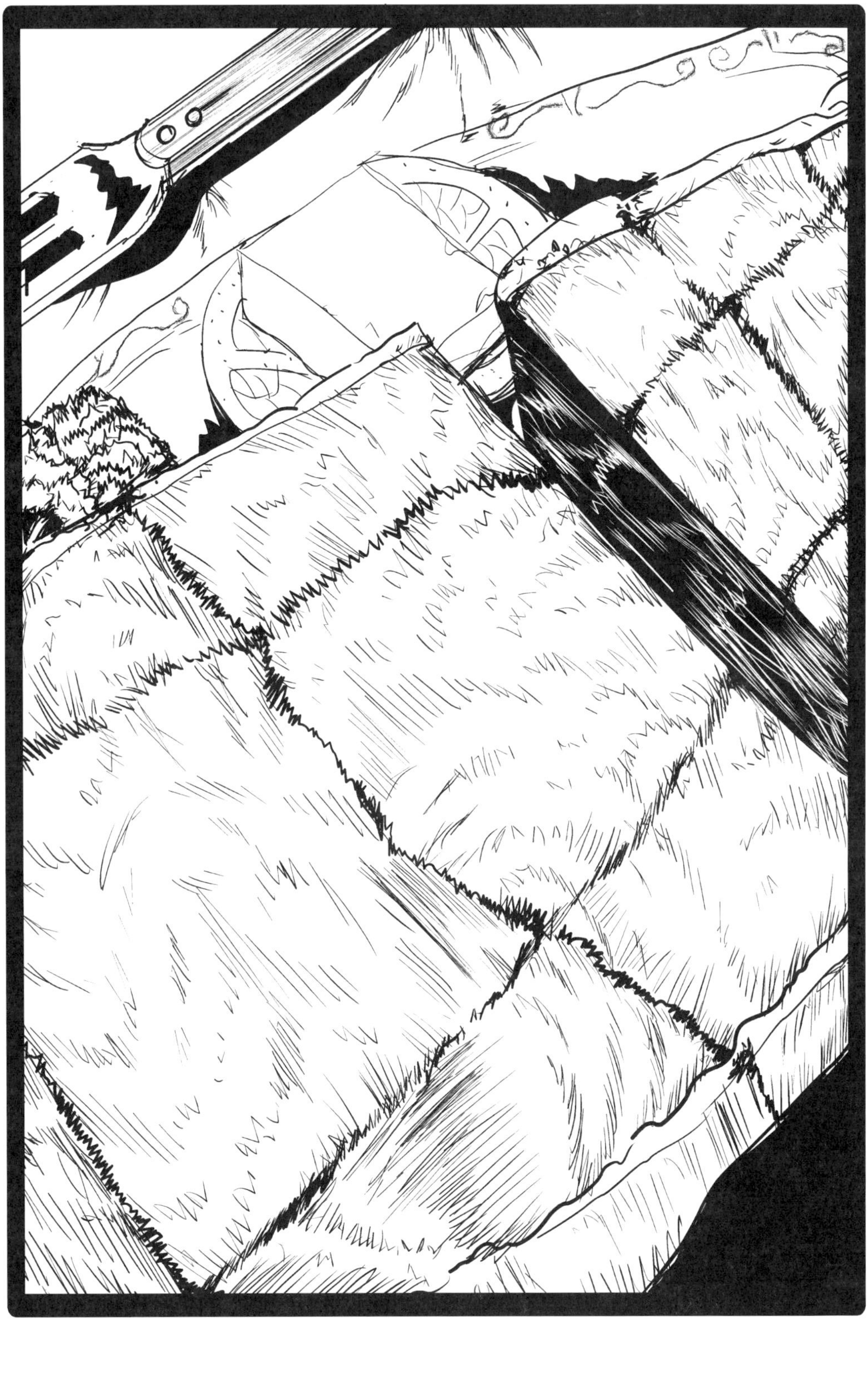

神経的な支配の及ばない筋肉は、ただの肉の塊だった…

手で歩行することを強いたり、両手が使えないのなら、これから先の人生はずっと「二人羽織」で過ごしなさいなんて言われることと同じかもしれないのです。

そして、「早期リハ」の弊害については、別冊「のーさいどから」で触れさせていただいたので詳しい記述はしませんが、実感としてとても大雑把で粗雑な運動イメージだけが残るように思います。

大通りができて、そこから細かな裏通りや路地ができて行けばいいですし、多分セラピストさんもそこをイメージされていると思うのですが、「脳」という臓器は良くも悪くも、思うようにはいきません。

「貪欲で頑固なクセに傷つきやすい」のが「大脳」様みたいです。

「関節拘縮」を予防することはもちろんとても大切なことではありますが、セラピストさん自身にそんなつもりはなくても、経験が脳に刻まれてしまうことは事実です。

「その気は無かったんだ。ゴメン！」なんて平謝りしても、頬をぶたれる恋物語みたいですが、どうぞ繊細なセンスで患者の治療に当たってください。

「覚える」ことよりも、「忘れる」こと・「結ぶ」ことよりも、「ほどく」ことの方が難しいのです。

【要旨】16
二　定義と分野　職業的リハビリテーション
職業的リハビリテーションとは障害者がふさわしい雇用を獲得、もしくは復帰できるように訓練することである。

障害者を働かせようとすることは、ある方々にとっては、とても「かわいそうなこと」「非人道的で残酷な考え方」なのかもしれませんが、発症して、それこそ病院のベッドでゴロゴロしていた時に僕がまず考えたことは「働こう」でしたし、どんな小さな仕事でも仕事を持っていた時の自分の姿が

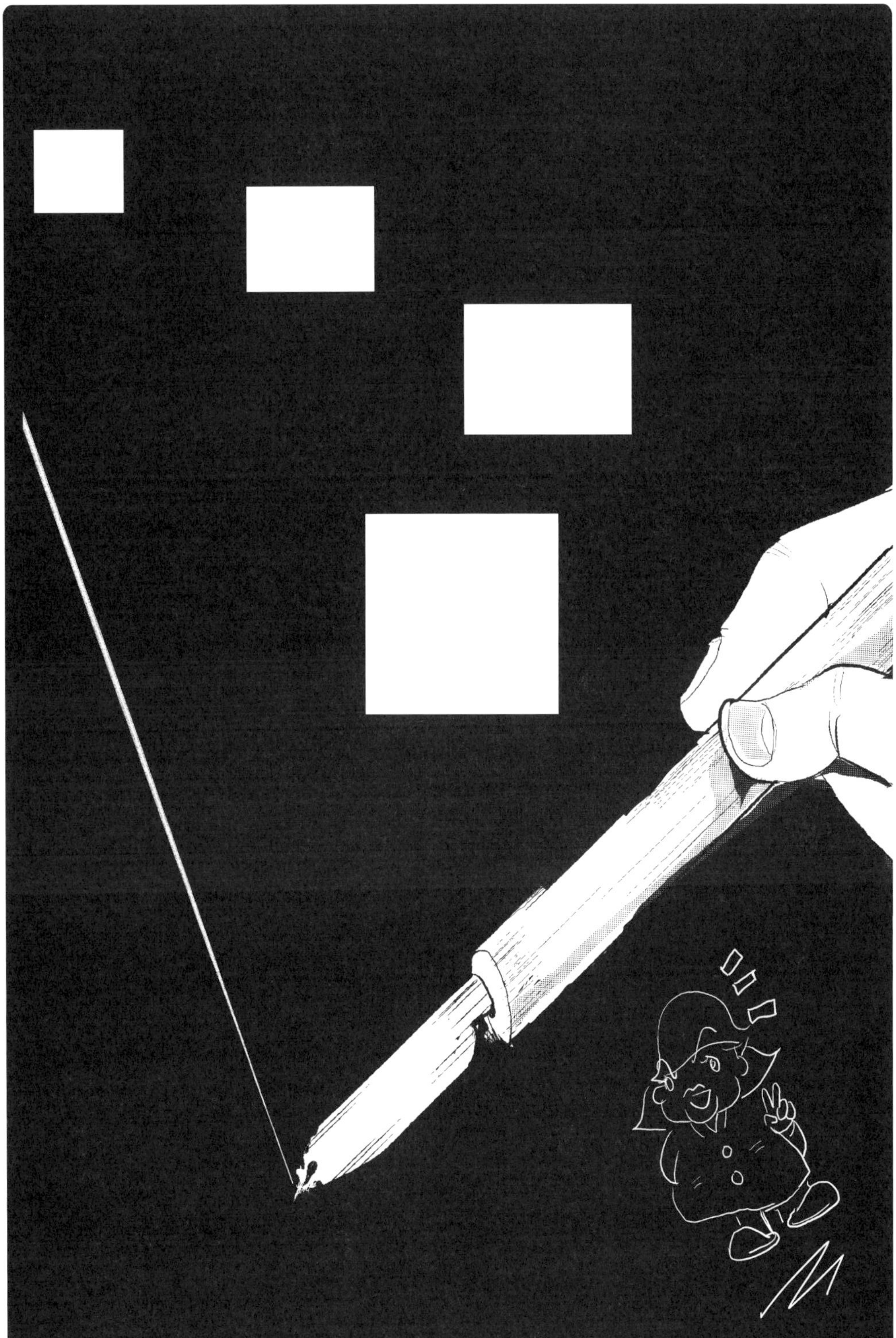

あるタウン誌の四コマ漫画のお仕事でした…

華やいだものに思えたものでした。

が…、ようやく昏睡から脱したような人間が「働きたい！」なんて言っても、それは「冗談」や「笑い話」、「認識不足」にしか思えないものです。僕の場合も同様に、そんな主訴はみるみる心配と嘲笑の中に飲み込まれてしまいました。

健康な方々が「もっと元気になってから」と考えることも当然の人情ですが、そんな中で、実の姉だけは、驚くようなプレゼント＝「漫画連載」の依頼を携えて病室に来てくれたのです。

あるタウン誌の四コマ漫画のお仕事でした。単純な絵柄でしたし、四コマ構成でしたので、障害者になりたての自分でも何とかこなすことができた作品でした。連載中に読んでいただいた方々から「理解できない」、「シュール」などと評されつつ、そのシュールさが一部ウケしたりもしましたが、振り返って考えれば、その作品も脳損傷からの回復途上にあった僕のリハビリ履歴だったようです。

そして、そんな実経験が、長い年月を経て「リハビリテーションコミック」へと流れ着いていったのです。そんな経緯から、「動作」＝「復職」と書かれた砂原先生の言葉がどこか古い時代に感じてしまう僕です。

そんな、ささやかに「創造的」な職業でも「リハビリテーション」から「別」にはなれなかったのです。

でも「生きがい」の回復には大賛成です。砂原先生。

ですが、その「生きがい」は、外から与えられたり、押し付けたりできるものではないですので、障害者自らが勝ち取る必要があります。そのための、残存能力底上げが求められるのです。

そこにリハビリテーションの役割があるように思います。

【要旨】17
二 定義と分野　社会的リハビリテーション
社会的リハビリテーションとはリハビリテーションの妨げになる経済的・社会的困難を取り除くものである。

裸の身ひとつ、しかも壊れた身体で、ある日突然、未知の世界に投げ出されてしまうのがsyoーガイシャデビューの輝かしい瞬間です。

そんな晴れ舞台では、今まで持っていた、資格も職歴も知識も飾りも一気に清算。突如ゼロ価値になってしまいます。

そんな大恐慌なんてそうそう起きることではありませんが、同じ仕組み、構造を持つにんげん同士誰にでも起こる可能性のあることです。

自分自身の唯一の金庫である、大脳に蓄えた財産を失うとそんな日が来るのです。

ふいに迷い込んでしまった障害という暗い深海を彷徨うためにはその地理に長けた人、障害者世界の案内人に頼らなければ身動きできずに一歩も進めないことすらあります。

そんな経験から、この「社会的リハビリテーション」という存在の重要性をひしひしと感じてしまう僕でした。ようやく目が覚めた途端に病院から尻をたたかれ、退院を余儀なくされても病みも上がらずな半病人では次にどこにいけばいいのかさえ分かりません。医療管理の外で生活できるほどの身体でもないですし。病院からすれば、「命を助けたらサヨウナラ」なのかもしれませんが。

患者はひっきりなしに生まれては来院しますし。こんなにブームの冷めない業界も珍しいのではないでしょうか。たいてい、その時だけで店先の行列も今は昔になるものですが、医療業界だけは、いつでも大繁盛です。しかも食後（治療後）でもまだお商売になりますし。

そんな奇妙な世界で元気な頃に見慣れたような人を探すのは困難ですので、やはりこの社会的リハの専門職に伺うのが一番精神的にも、労力的にも効率がいいようでした。

ただし、お一人の専門職の方だけを唯一自分の味方のように思い込んでしまうのは、いずれお互いに疲弊するものですから、セカンドもサードもオピニオンをのべてくれる、病院~役所など様々な現場の方と出会うことが大切です。人は一人では生きられませんが、社会的リハの専門家も世界に一人きりしかいないワケではないですので、どうぞたくさんの専門家と出会って、疑問や不安をぶつけてみてください。そんな日々の積み重ねの先にきっと、お互いにいい関係が築ける専門職の方がいるはずです。

【要旨】18
三 医学的リハビリテーションとリハビリテーション医学
医学的リハビリテーションは治癒だけではなく自立や社会復帰までを医療の目的にする立場であるためすべての病気や医学の分野にかかわる。それに対してリハビリテーション医学とは整形外科や神経内科的障害による運動機能障害に主にかかわる。つまり医学的リハビリテーションの中にリハビリテーション医学が内包されている。だが、その境界線は明確ではない。

「未熟さ」を「反省」できれば美しいですが、もしかすると「未熟」であることすら認識できていないのかもしれません。

これは経験談です。まだまだ入院の身でした当時の僕でしたが、爪切りぐらいのちょっとした「整容」は自分でやっていたのです。

でも、どうにも深爪する傾向があるようで、ある病院のOTさんに、その悩みを打ち明けてみたことがありました。すると牛丼のように即、目の前に出されたのは、板に爪切りを固定した自助具だったのです。僕は片麻痺なもので、イコール自助具！となったのでしょうが、内心「そこが問題じゃないのになぁ」なんて思ったものでした。そんな多くの「不正解」が未だに多く存在するリハ業界

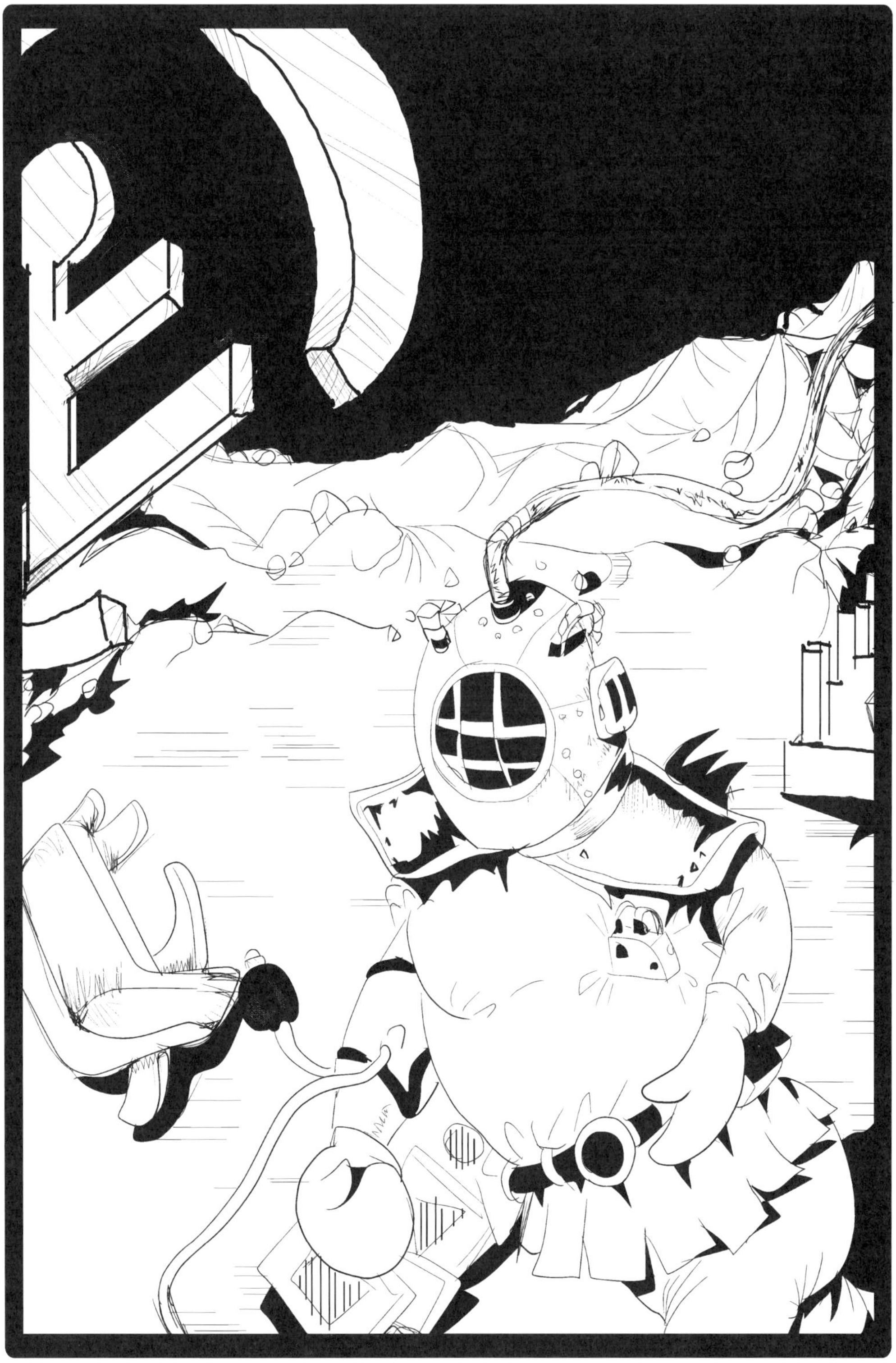

ふぃいに迷い込んでしまった障害という暗い深海…

です。

普及したはずの「技術」もまだまだ確立されたものではないように感じますし。

ちなみに爪切りの話を、協同医書の中村さんにお話ししたことがあります。中村さんいわく「もっと右手と左手の関係を…。」だそうでした。なるほど！ です。

お二方の違い、バリエーションが伝わりましたら幸いです。

確かにこの二つの言葉は紛らわしいというか、そもそもどうして二つ看板（言葉）が必要なのかも分からなくなりそうです。僕は単なる障害者ですので、難しいことを考えるのは止めて、当事者として暮らした日々を思い出しながら考えてみましょう。

砂原先生が書かれている「医学的リハビリテーション」の御説明から、真っ先に思い浮かぶ方は、「リハドクター」の先生です。今の僕にはどんな治療（リハビリ）が必要か、これからどういう方向性で進めるか、どのセラピストが合っているか等々、実際の法制度に詳しい、ソーシャルワーカーの方と共に総指揮、総監督をしてくださるドクターです。

対して「リハビリテーション医学」の言葉からは、実際のセラピー現場が思い起こされるようです。

「運動機能障害」に目を向けることは大切ですし、運動機能が回復することで得られる、「幸福感」は、とても大きなものです。反面、医療者や周囲が理解できること、可視に傾倒していく怖さも実際あります。「目には見えない」機能の回復も人間にはとても大切なのです。

そんな、「想像」や「共感」のし辛い障害者の世界ですが、全く興味の湧かない無関係な世界の話も、「戦争」という、巨大な不幸を媒介にすれば、社会的に認識されていくようになることを僕は皮肉に感じるのです。

大勢で大きな不幸を共有しなければならなくなる前に、平和な現代のうちにこそ、通り過ぎそうな

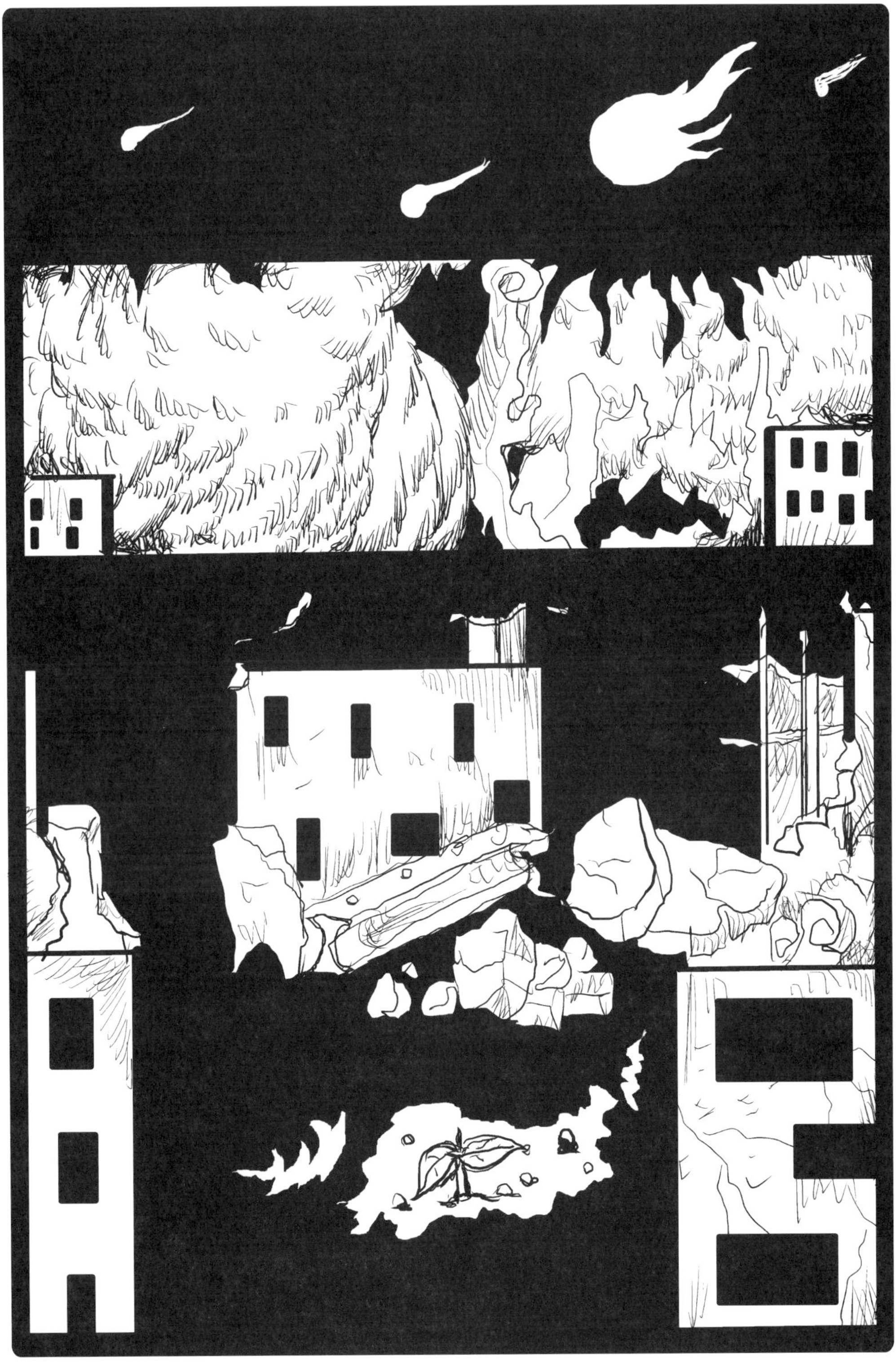

大勢で大きな不幸を共有しなければならなくなる前に…

小さな不幸に目を向けてみませんか。
そんな「自然発生」を夢見る僕です、砂原先生。

第三章　「思想と技術の出会い」を読む

【要旨】19
一　社会的関心の増大
今日のリハビリテーション医学の形成においては、三つの重要な前提が必要だった。まず一つ目が障害者を社会に受け入れ、生きがいを与えるのが国家や社会の責任であるということが法律によって確立したことである。

なぜか「生きがいを与える」という言い回しが、「犬に餌をあげる」という言葉と同じニュアンスのように聞こえてしまう僕です。

この、非障害者さんの「〜してあげてる感」＝上下の「許し」の構図をどこからか崩すことはできないものかと思います。

そんな「縦思想」に結びついた「技術」には少々の不安を感じてしまいますが、ハンデな皆さんもどうぞヘコんでしまわずに、顔を上げましょう。

そもそも「生きがい」とは外から頂戴するものではなくて、自分の中から生まれるもののはずです。

この、パッシブなもらい癖から脱け出すことも、現代に生きる障害者の努めかもしれません。アクティブに自らが行動することも大切です。肉体的な弱者であっても、精神的弱者にまでなる必要はないのです。心に貼り付いてしまった被害者意識や不幸感から共に卒業しましょう。

「職」も外から与えられることを期待せずに、自分から探し求めて勝ち得ませんか。

旧日本をご存知でいらっしゃる砂原先生はきっと、障害者達へのひどい現実をたくさん見てこられたのだろうなとは、先生の御言葉の端々から感じます。

亡くなった母がこんな話をしてくれたことがあります。母が子ども時代のサーカスで、（太平洋戦争中か、前かの話だと思います。）手足の無い（どういう経緯でそうなったのかまでは分かりませんが）ダルマのような子が、ステージで、鞭で叩かれながら、独楽のようにクルクルと回っていたそうなのです。その、鞭打つ男性はこんな歌を歌っていたそうです。「親の因果が子に報い〜♪」

数十年前の日本では障害者をこんな見世物にして稼ぐ人達もいたということです。

「現代じゃそんなことあり得ない！」なんて人権信仰をふりかざされそうですが、実は今も、本質的にはそんなに変わってはいないのです。障害者への「特殊人間」目線は文化的、歴史的に癒着したもののようです。

そんな差別意識から社会全体がリハビリテーションすることはそう、容易なことではありません。

砂原先生は、そんな二つの世界の間に橋をかけようとしてくださいましたが、未だ橋は開通していないようです。

医療技術としては浸透したのかもしれない「リハビリテーション」ですが、哲学としての側面には全然人気がありません。そもそも「哲学」として捉えてくださる方がどれだけいらっしゃるのかも疑わしいところです。

表面的な知識やイメージではなくて、「リハビリテーション」の思想こそ、一般市民に浸透してほしいものです。

亡くなった母がこんな話をしてくれたことがあります…

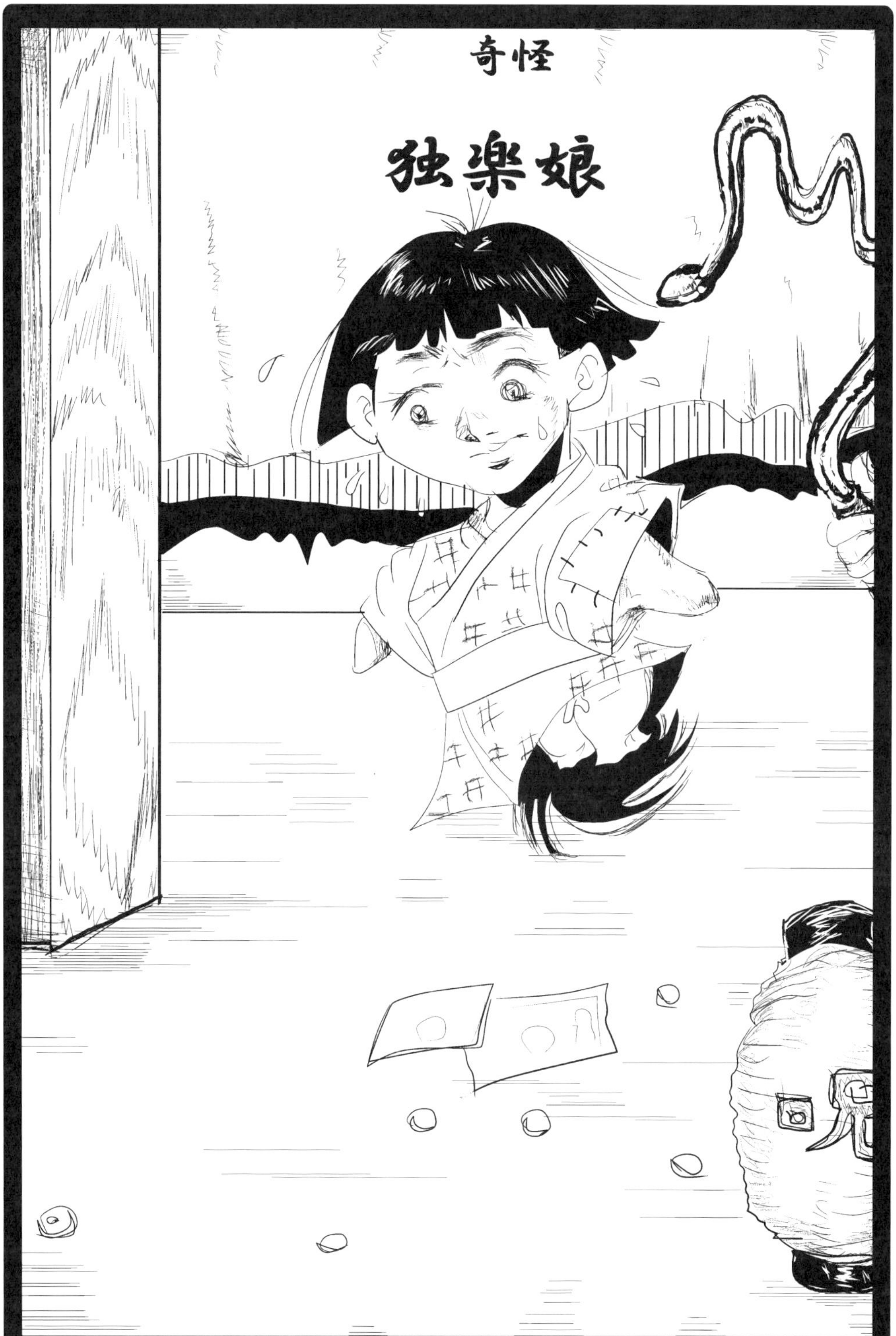

「自分は普通に立っていられるから、きっと相手も同じように立ち続けることができるに違いない、自分は目が見えるからきっと相手も見えているに違いない」、なんて感じ方、考え方は世間でよく見受けられるありふれたものですが、僕はこれらを秘かに「六・三・三症候群」と命名しているのです。つまりは六年間小学校に行けば皆揃って中学生になるなんて感じの「横並び」思考です。高齢者だから身体が悪いに違いないなんて考え方や、子どもだから純真に違いないなんてことも同じです。高齢でも筋肉モリモリの方も、計算高い大人びた子どもも、強くない男も母性の乏しい女の子も様々いるものです。

【要旨】20

二　技術の進歩

二つ目が医療技術の進歩である。運動療法、水治療法、マッサージ、電気療法といった今日用いられている手法は医学の歴史と共に昔から存在した。二〇世紀初頭にそれらはまとめて物理療法（physiotherapy）、理学療法（physical therapy）と呼ばれるようになり物理医学という言葉も生まれた。その一方で戦争傷病者への治療は再建、再調整、再教育といった言葉が使われていたが、次第にリハビリテーションという言葉に統一される。

アプローチのカード（手段）は確かに増えた感じのするリハビリテーションですが、それが「進歩」なのかどうかは、正直ピンとさえきていない障害者です。リハビリテーションを受けた方は星の数ほどいそうなのに、心からの幸福感を取り戻された障害者さんにはあまり出会った記憶がありません。会社をクビになったお父さんが、昼間の居場所を無くして、公園のベンチでぼんやりしているように、障害者にしても他に行くところもないし、家族も心配するしで、何となくリハ室に通っている方も多いようです。どこか前進しているようにも思えますし。

先生が書かれていますように、水や電気を使ったり、パラフィンで固めたりと、あの手この手なり

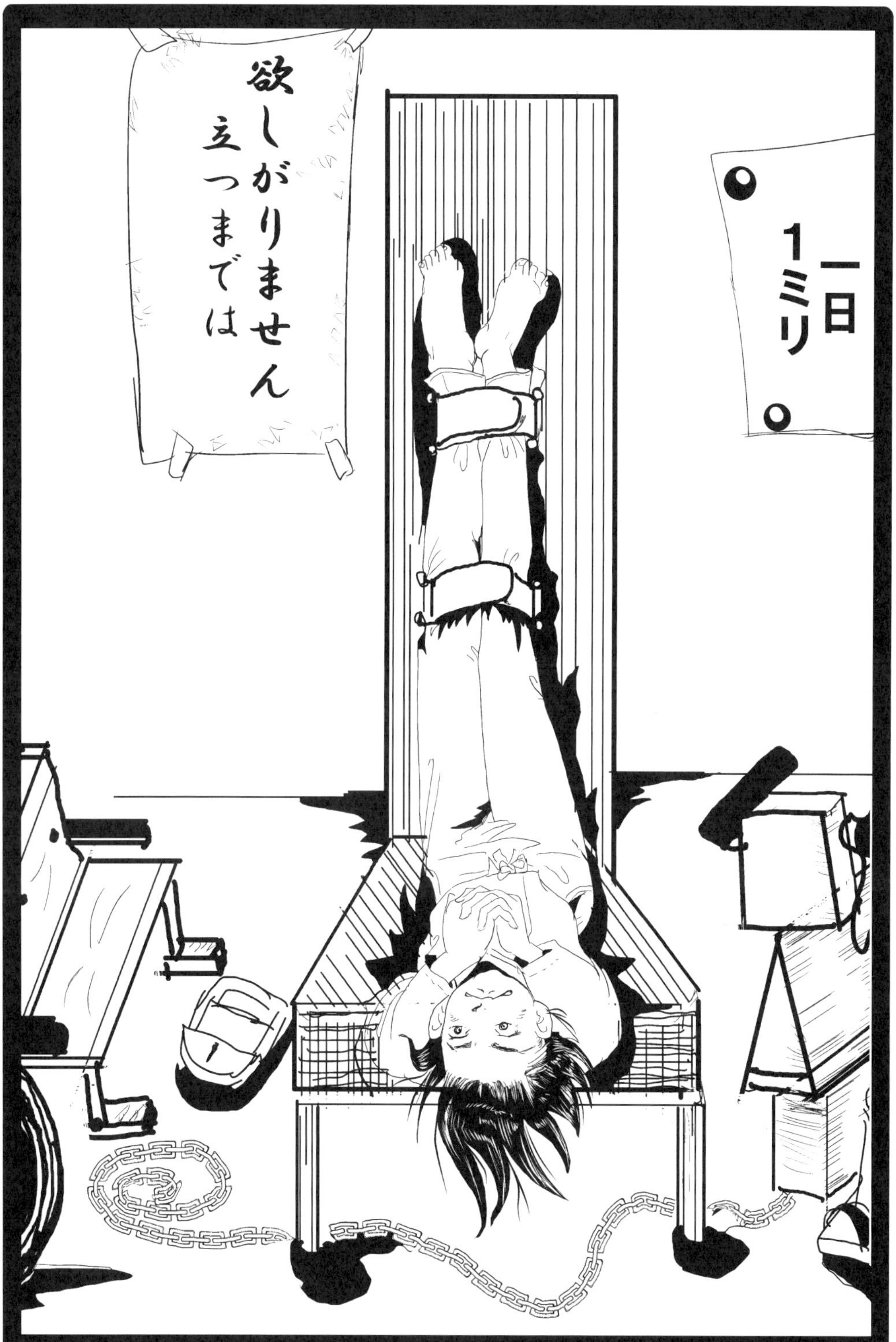

医療的な目的以前に…

ハビリテーションです。そんな特殊な治療を受けることで安心を得られている方も多いとは思いますし実際そうでしたが、僕には、「ピザ味」が売れたから次は「カレー味」なんて感じで味付けを変えては次々と売り出すスナック菓子のように思えてしまうのです。

もしかしたら「手法」にとらわれ過ぎて本質から遠ざかっているのかもしれません。手法のコレクターになりませんことを願う次第です。当事者が求めているのは、もっと本質的でプレーンなものだったりするようです。意外と美味しいのは素うどんだったり、卵かけごはんだったりすることに似ています。やり慣れた手法が、本当にその方のためになるものかどうかを踏みとどまって、かぎ分けられるセンスであっていただきたいです。

しかし理学療法が物理療法であることにはかなり納得してしまうのでした。

医学的なアプローチとエビデンスにはかなり長けていらっしゃるPTさんですが、下肢の不自由な女の子のハムスト（太ももの裏側の筋肉です）をストレッチするためにその子の下肢を逆さ吊りのように壁の板に固定する様を見た時には、医療的な目的以前に人同士として疑問というか怖さを感じたものでした。医療的な理由付けは山盛りなのでしょうが。

砂原先生、制度はともかく、障害者への「理解」が成熟したとはとても思えない途中参加の現役です。障害者になってみて分かったことは、それまで当たり前に持っていた、自己像という自分への認識がある日突然病気によって盗まれてしまったということです。皆からちやほやされていた女の子が、ある瞬間から急に「ババァ」呼ばわりされて忌み嫌われ始めるようなもので、本人はとてもついていけないものです。つまり肉体的な変化よりも他人からの認識（承認）の変化の方が地獄なのです。なので「リハビリテーション」を死ぬほど頑張って、わずかに進歩したとしても、他者の特殊なまなざしから自由になれない限り障害者が復権することはあり得ません。

リハ室という狭い空間で完結できるほど「リハビリテーション」の世界は狭くはないのです。どうぞ地平の向こうに目を凝らすセラピストさんでいてください。
それがアナタの職業、選択なのです。
進歩が途切れないことを願っています。

【要旨】21
三 安静から運動へ
三つ目が現代医学における「安静から運動へ」という展開である。結核などは安静が唯一の治療法とされるなど、二〇世紀前半は安静重視論が医療全体を支配していた。しかし第二次大戦中に戦傷病兵を早期に兵役に復帰させるために安静期間を短縮する試みがなされ、それが一般病院にも広まった。そしてかつては絶対安静だった脳卒中や心筋梗塞も今や早期に運動させるようになった。

先生、僕はこの「安静」という言葉を聞くと、また母のことを思い出してしまいます。当時四〇代の後半でした母がみるみる痩せて、床にふせるようになってしまいましたので、近所の町医者さんに診察してもらいました。往診です。その先生は、「栄養失調」だから「安静」にするようにとのことで、太い栄養剤を一本注射して帰られたのです。その日から自宅で静養を続ける母に食事を届けたり、学校で起きたことなんかを話してた僕でしたが、そんな母は、ある日街の大きな病院に入院してしまいました。「胃がん」でした。しかも開腹した時にはもう手の施しようがなく、メスで裂いたお腹をまた閉じるという手術をした後、結局亡くなりました。当時は、もっと早く手術をしていれば、もしかしたらと思い、「安静」を処方したドクターを恨んだりもしましたが、多分当時の医療技術ではもう手遅れだったのでしょう。「ガン」ですら、安静という治療法の前には納得させられてしまうような力のある言葉だったのです、以前は。
リハビリテーションで言うところの安静とは違うのでしょうが、僕は安静と聞くとこのエピソードを思い出してしまうのです。

反対に「運動」です。

つい、ちまちまと小さな運動をさせてしまいがちなリハビリですが、別畑の指導者（非医療職）の方から、身障者の僕に対しても、ダイナミックに身体を動かす、全身的な運動の指導を受けたことがあります。その経験は僕のリハビリをずいぶん後押ししてくれました。

全体的な身体の認知が次第に細分化されて個々の機能回復へとつながっていくような感覚です。自分の身体の領域の広さに改めて驚いたのでした。

多分、うまく動かなくなった手足でしたので、知らずのうちに小さなレンジでしか使わなくなっていたのでしょう。そんな世界から僕を解放してくれたのが「運動」だったのです。

「安静」と言えば聞こえはいいですが、日本社会での「安静」には「隔離」＝蓋をするの意味合いも込められているようですから、現代において、次第に安静の価値が下落していったことも頷けるように思います。

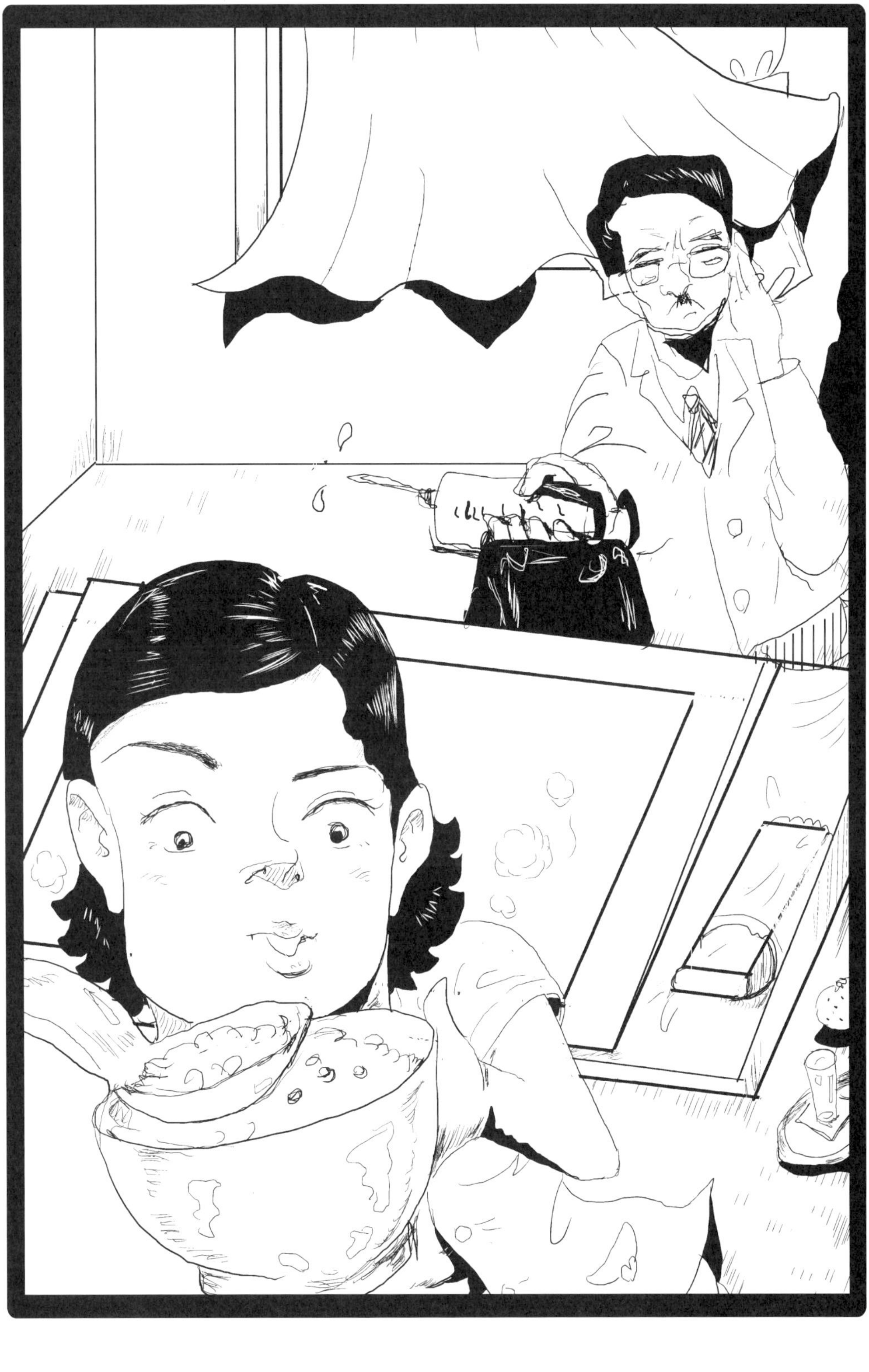

先生、僕はこの「安静」という言葉を聞くと、また母のことを思い出してしまいます…

【要旨】22

四　作業療法の思想

このように技術と思想があとから統合した運動機能障害のリハビリテーション医学に対して、作業療法は最初からリハビリテーションの理念と技術、全人間的療法が結びついたものだった。作業療法は医学の歴史と同じほど古いといえる。

出ました。「作業療法」！　一時期「作業療法士」を目指していました僕ですので、実は今でもロマンを感じる言葉の一つなのです。

「作業療法は美しい」と評されたOTRの女の子もいらっしゃいましたそんな作業療法ですが、先生の書かれている「理念」から少し遠のいてきているようにも感じる現代の治療現場です。多分、医療的エビデンスの追及が、理念を置き去りにした、目に見える、リハ効果重視の方向に流れてしまったように思います。

また、「パッシブな発想」・セラピーをされる作業療法士さんのあまりの多さに閉口しましたもので、そうも思うみたいです。パッシブと言うのはつまりは外的な圧力による行動の矯正、リハというよりも「躾（しつけ）」に近い発想のことです。子どもの、「お母さんに怒られるから勉強する」なんて行動に似ています。「タイマーが鳴ったから止めましょう」や「張り紙に書いてあることを守りましょう」なんて、セラピーのことです。こういう「他動」に傾く先生は、「きっと親に叱られながら育ったんだろうな」なんて勝手な想像をしてしまいますが、前述しました、本人の自発的な気付き無くしては、患者の真の「復権」はあり得ないのです。

この、他動の怖さは、効果も手法も分かりやすいことです。「治った」ように見えてしまうのです。行動の強制と矯正が見せている見せかけの幻に過ぎないのですが。

そんな使い勝手のいい「他動」がもたらす結末は、周囲の「他動の濫用・依存」でした。日々増え

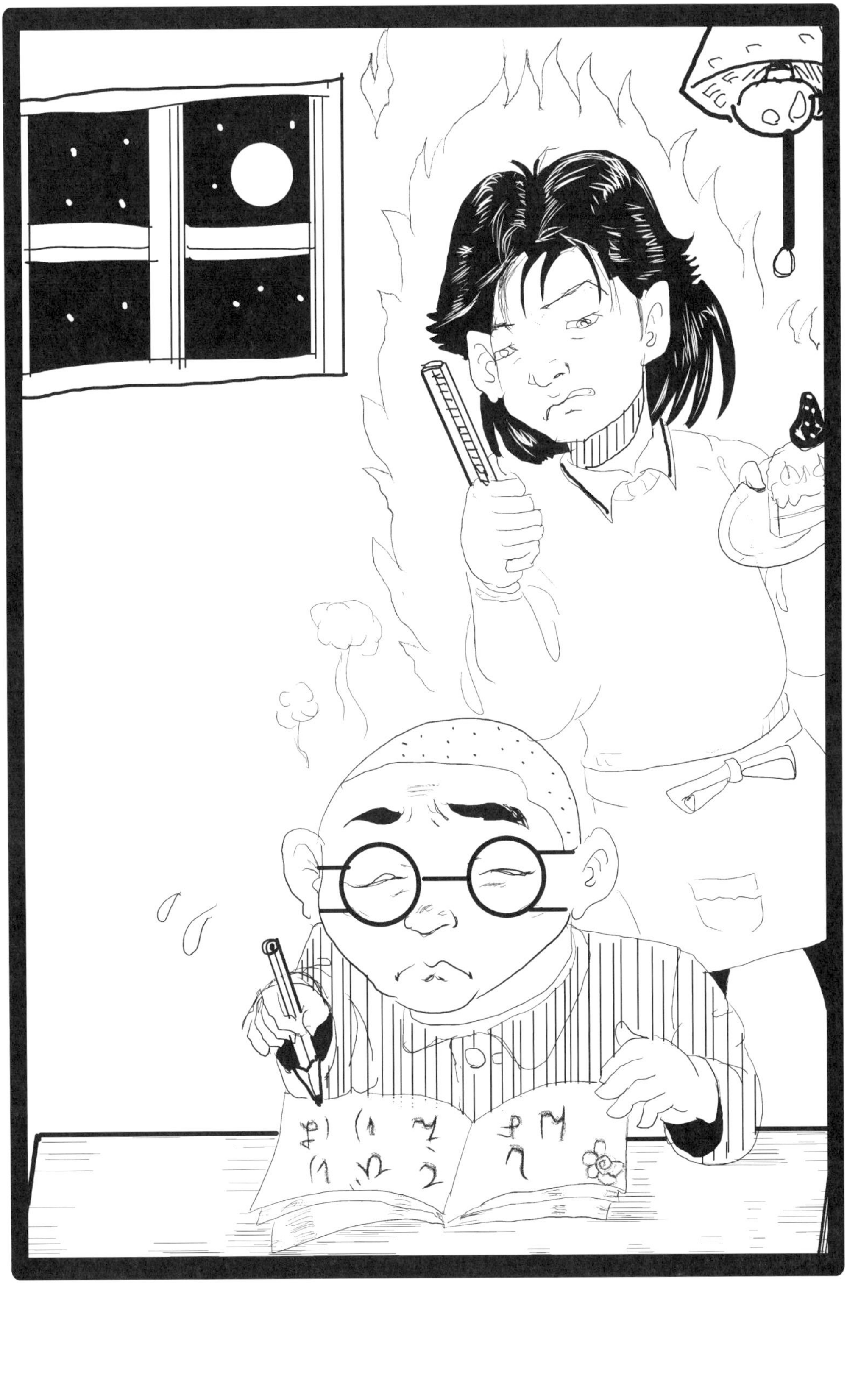

パッシブな発想・セラピーを…

ていく張り紙やメモの数と、何をするにも時間設定をしていないと周囲から安心、信用されない、自分への視線に障害者本人が追い詰められてしまうのです。言い出しっぺのセラピストさんは患者が自宅に帰った後のことまで想像しないのでしょうが、大袈裟な表現をすれば「終身刑」に処せられたようなものなのでした。

障害者本人の不安感よりも、「壊れた脳」に対する周囲の不安感の方が実は大きいようです。

どうか安易な手法に走らずに、創造的で、心ある、セラピーを生み出してください。未来への良い種が蒔かれることを願っています。

【要旨】23

五　わが国における展開

日本の医学的リハビリテーションは第二次世界大戦後のアメリカなどからの影響が大きい。だがそれ以前も日本においてリハビリテーション思想の先がけがあった。アメリカの影響よりもはるか以前からリハビリテーションの理念と技術が一体となった営みがなされていた。

残念ながら歴史的に我がニッポンは、有数の差別大国です。

常に下を設定することで乗り切ってきた縦ベクトルの歴史・国民性があります。

過去に素晴らしい心のセンスをお持ちな偉人、先人も多くいらしたことでしょう。でも、先生の挙げられている歴史的事実が、どこか遠くの国のお話と言いますか、現実感を持って伝わってこないのはなぜなのでしょう。まさに「これから」の時代でした砂原先生の御執筆当時と、ある程度「リハビリテーション」が知れ渡った現在＝砂原先生が見つめていらっしゃった未来との、到達点の違い・温度差を感じざるを得ない僕です。結局、制度や施設・サービスが完成されても、中にいる人間（とりわけ非障害者・健康な方々）のまなざし、認知が更新されない限り、「夢の実現」はあり得なそう

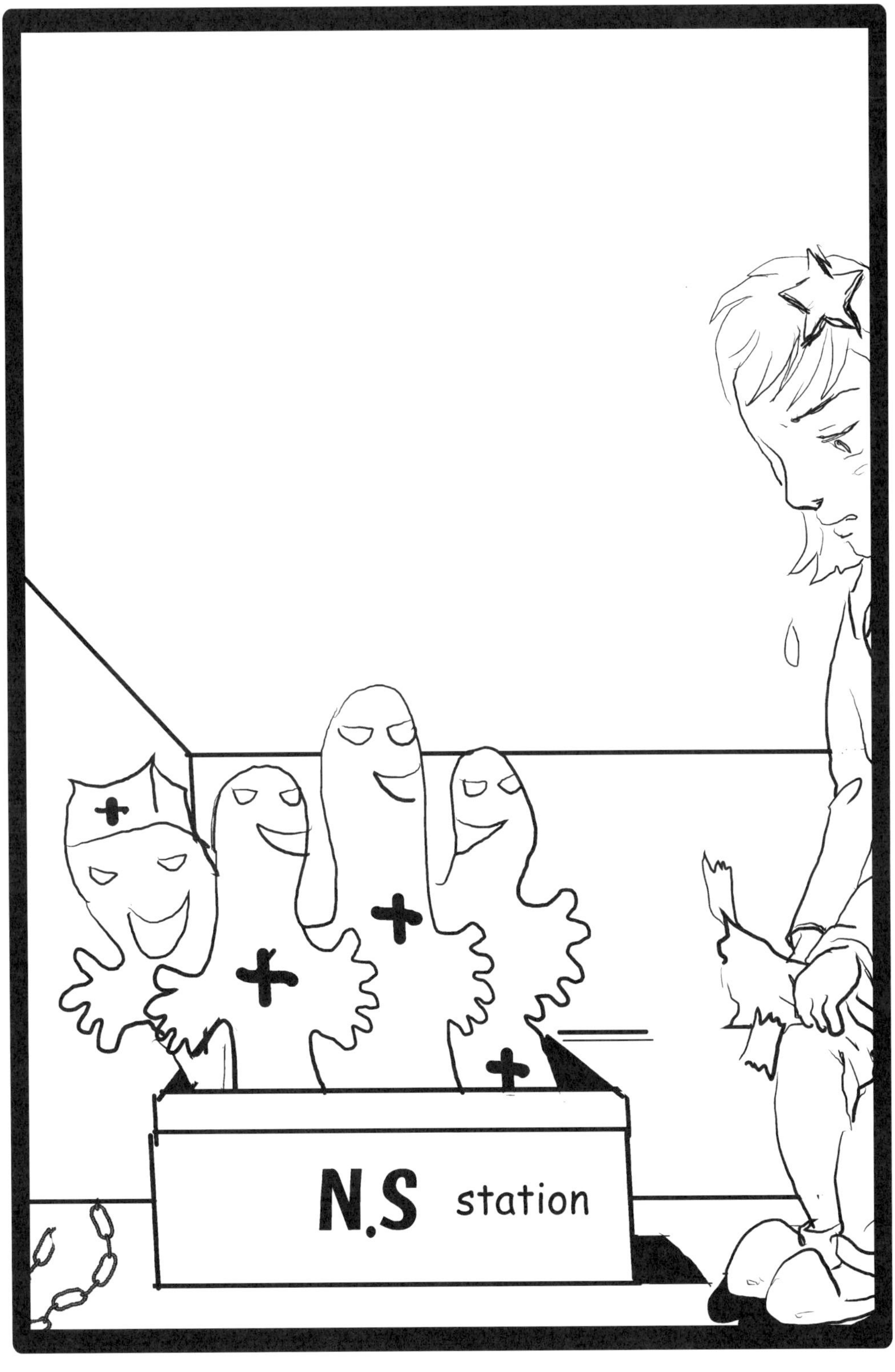

専門教育を受けた医療者ですら…

です。

この「まなざし」の怖いところは、「チェーン」であるということなのです。つまりは切れ目が無いのでした。例えば、最初に「脳血管疾患患者」という認識のフラグが立ったとします。その旗に見慣れてくると、どこかもっとおかしなところはないかと探し始めてしまうのです。自分達との相違を見つけて、例えば、「高次脳機能障害」という旗を立てられたとします。でも大抵それでは終わらないようです。患者が落ち込んだ言動をすれば、次は「鬱病だ」なんてフラグを立てます。

僕はこういう方たちのことを内心、「不安ジャンキー」と呼んでいます。いつも疑念と不安を探していないと安定しない依存体質なのです。

テレビやメディアで踊り、煽られているのもたいてい「不安のタネ」ばかりです。そんな不安嗜好な現代社会では、非健康な障害者が排斥されるのは当然のことかもしれません。

気が遠くなるような草の根運動の先にもしかしたら、社会の夜明けが待っているのかもしれませんが、とりあえず今、社会を構成している現役障害者達がその世界を見ることはなさそうです。でも、これから生まれてくる未来の障害者のために今、小さな行動を始めてみましょう。ちなみに先生も書かれている「拘束」ですが。僕が開頭手術をした数年前ですら、この「拘束」は堂々と行使されていたのです。頭を開けた僕がベッドから転落しないように、看護士さんがとった手段がこの拘束でした。四肢をベッド柵に、うっ血するような堅結びで固定されてしまったのでした。鼻をかくことも何もできない状態がしばらく続きました。家族の抗議もあり、そんな「拘束」からようやく開放された僕は、気晴らしに売店へ出かけたり、院内を散歩したりするようになりました。

少し「見当識障害」や「地誌的失認」の傾向があった僕の散歩をナースさん達はどうやら「徘徊」という異常行動に解釈されてしまったようでした。

いつものように病院の廊下を歩いていましたら、通りすがりの優しい方が声をかけてくださいました。「こんなものが背中に貼られていましたよ」と、僕の背中から剥がして見せてくれたガムテープ張りの紙にはこう書いてあったのです。「この人を見たら、○階のナースステーションに連絡してください！」。何だか指名手配と言うよりも「小学校のいじめ」のようです。そんな発想をされる医療職の方には心底がっかりしてしまいますが、専門教育を受けた医療者ですらこうなのですから、医学的知識のない方々が障害者に過度の不安を感じてしまうのは、ある程度仕方がないことなのかもしれません。

いっそ、国語・算数・理科・社会に加えて生理・解剖・病理ぐらいの基礎的な医学知識は義務教育化してもいいかもしれない時代に入ったのかもしれません。

第四章 「技術の体系」を読む

【要旨】24

一　関与する専門技術

「リハビリテーション医学」を支える技術分野は理学療法（physical therapy）、作業療法（occupational therapy）、義肢・装具術（prosthetics & orthotics）、言語療法（speech therapy）に分けられる。

ＯＴが「職能療法」と呼ばれていたとは知りませんでしたが、労働の喜び＝「人間らしさ」を回復するのがそもそものＯＴなのでしょう。が…、いくつかのＯＴ室に出入りした、被治療者の印象としては、とても職業としては成立しない、食べていけないアクティビティばかりだったように思います。もちろん実際に職業に直結するのは「職業訓練校」であり、ＯＴ室はあくまで機能回復を目的としているのでしょうが、「医療的カルチャースクール」のような、その場限りの手仕事ばかりでは復帰への夢も希薄になってしまいそうです。老人施設で「お遊戯」のようなことを無理やり楽しませられている高齢者のようです。自立や回復をイメージできるセラピーであれば患者のモチベーションも上がりそうですのに、もったいないです。

そもそも、高齢者もいい大人、障害者も独立した一人の人間ですので、その場しのぎのような治療行為を案外見抜いているものなのです。「評価」しているつもりが、評価されていることも多い、そんな「相克」の関係が、治療者と被治療者の間にもあります。「なめたらいかんぜよ」なんて映画の台詞もありましたが、内心そう思ってらっしゃる方も多い様子です。

そんな復職・障害者雇用への道ですが。働いてみると、その現実の寒さには凍えてしまうのでした。元々、機能喪失している人間に非障害者と同レベルの結果を求めることは空を飛べ！なんて言っているようなものなのですが、たいてい「使えない」だの「駄目なヤツ」だのな解釈（＝感情）が先立ってしまいます。それが現実なのでしたら、今懸命に職業訓練に励んでいる障害者達の夢の崩壊を懸念しないではいられないのです。

斡旋する側も数字や統計だけで、業務の成功を自負しないで頂きたく思います。以前こんな経験をしました。ある、クリーニング工場でアルバイトをした時の話です。現場にはたくさんの障害者の方々（その時は主に知的障害の方が多かったのですが）が配属されていました。次々とトラックで運ばれてくる、厚いナイロン袋には、汚れた洗濯物がぱんぱんに詰まっています。そんな袋は主に病院から出されるもののようでしたが、中のバスタオルやなにかは、たくさんの糞便や血液で汚染されています。しかも、袋には思いっきり「M＋」と書かれてあったりします。そんな汚物を手袋無しの素手で作業、感染の危険にさらされている障害者達でした。周囲の健康な管理職の方が誰もその危険性を教えてあげないのです。

が、そんな仕事でも雇用が決まれば障害者雇用斡旋者の実績となるのです。誰のための幸福を追求しているのか全く理解できないのが現実です。そこまでひどい現場でなくても、それが社会の普通の目、基本スタンスではあるようです。

評価しているつもりが評価されていることも多い、そんな「相克」の関係が…

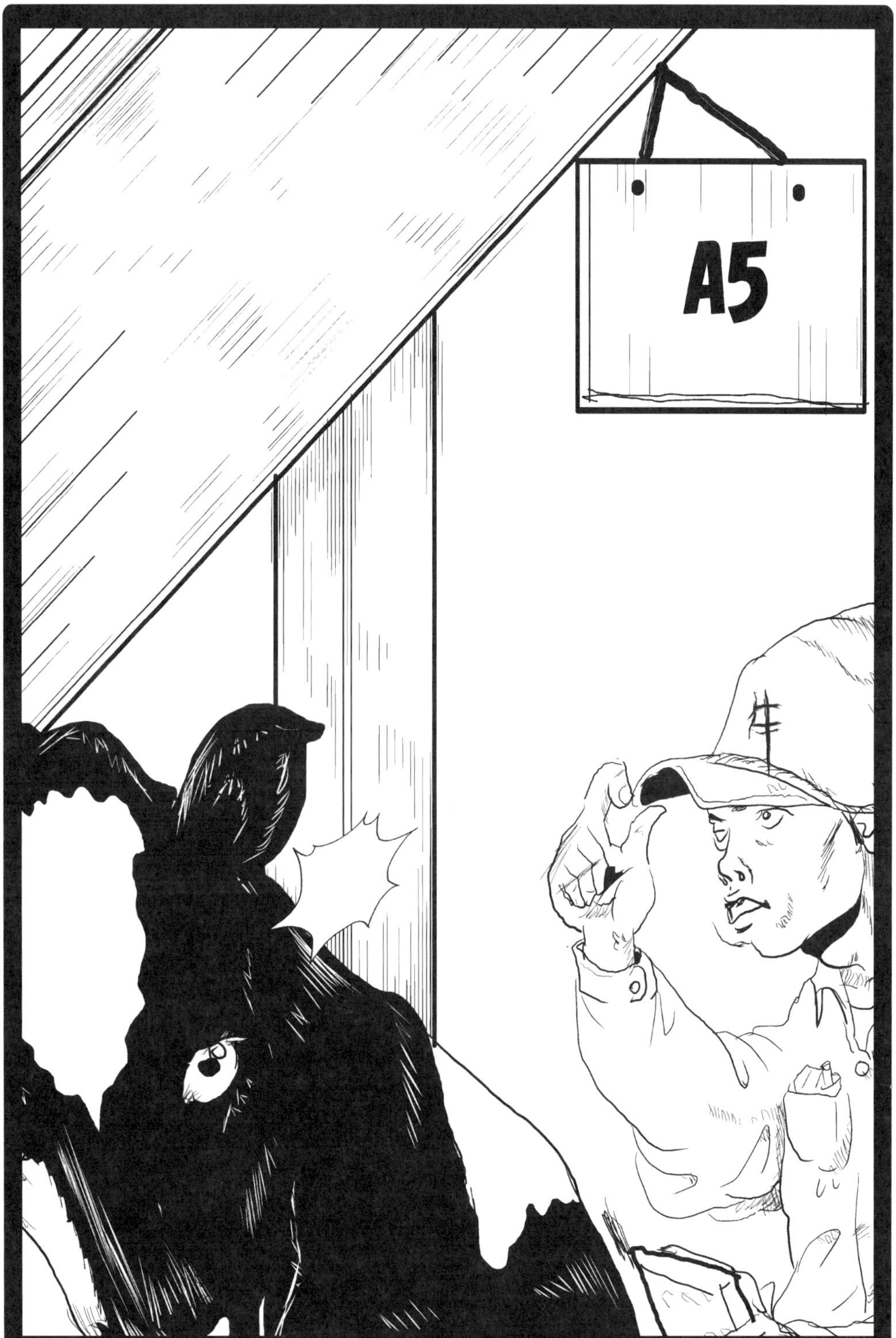

僕は基本的に「のーさいど」なタチですので、誰の側に立つものでもありませんが、「ひとつの経験談」として読んでいただけましたらと思います。

ＯＴＳ時代に、ある病院の年配ＰＴさんからこんなアドバイスをいただいたことがあります。

「なんで作業療法にしたんだ？　ＰＴの方が潰しが効くのに。」

どこかムードとしては、理学療法の方が主体なリハビリテーション業界です。実際、呼吸器から循環器に至るまでの、医療的な知識の広さ、深さとそのアプローチはまさに「医療技術者」なＰＴの先生です。作業療法に関しては、「理念的な」ことを書かれていた砂原先生ですが、理学療法では、技術的なお話が主体になっているように思います。どちらの方が技術に長けていて、どちらの方が理想が高い、なんてことは全くないのですが、先生の記述からも、ＰＴとＯＴの置かれている立場の違いが伺えるように思います。

懸命になって勉強したこの、各種テストです。特にＲＯＭとＭＭＴは学生にとってのヤマであり、お祭りのようなものでしたので、学生当時の僕も、クラスメートと公民館のような場所を借りて練習したものです。今になれば、練習したテストの内容よりも、帰り道の開放感を皆で分かち合ったことの方が記憶が濃い、そんな思い出です。

【要旨】25

一　関与する専門技術　理学療法

理学療法は作業療法とともに身体障害者リハビリテーションの技術的支柱である。世界保健機関によれば理学療法とは「治療的運動（運動療法）、熱、低温、光、水、マッサージ、電気などを用いる身体的治療の科学および技術であって、治療目的は鎮痛、循環促進、障害の防止と矯正、筋力・可動性・協同性などの最大限の回復である。神経障害の程度や筋力を測定するための電気的あるいは徒手的（検査者が自分の手で行なうという意味）テスト、各種機能測定テスト、関節可動域テスト、肺活量測定テストなども理学療法に含まれる」とある。

僕は基本的に「のーさいど」なタチですので…

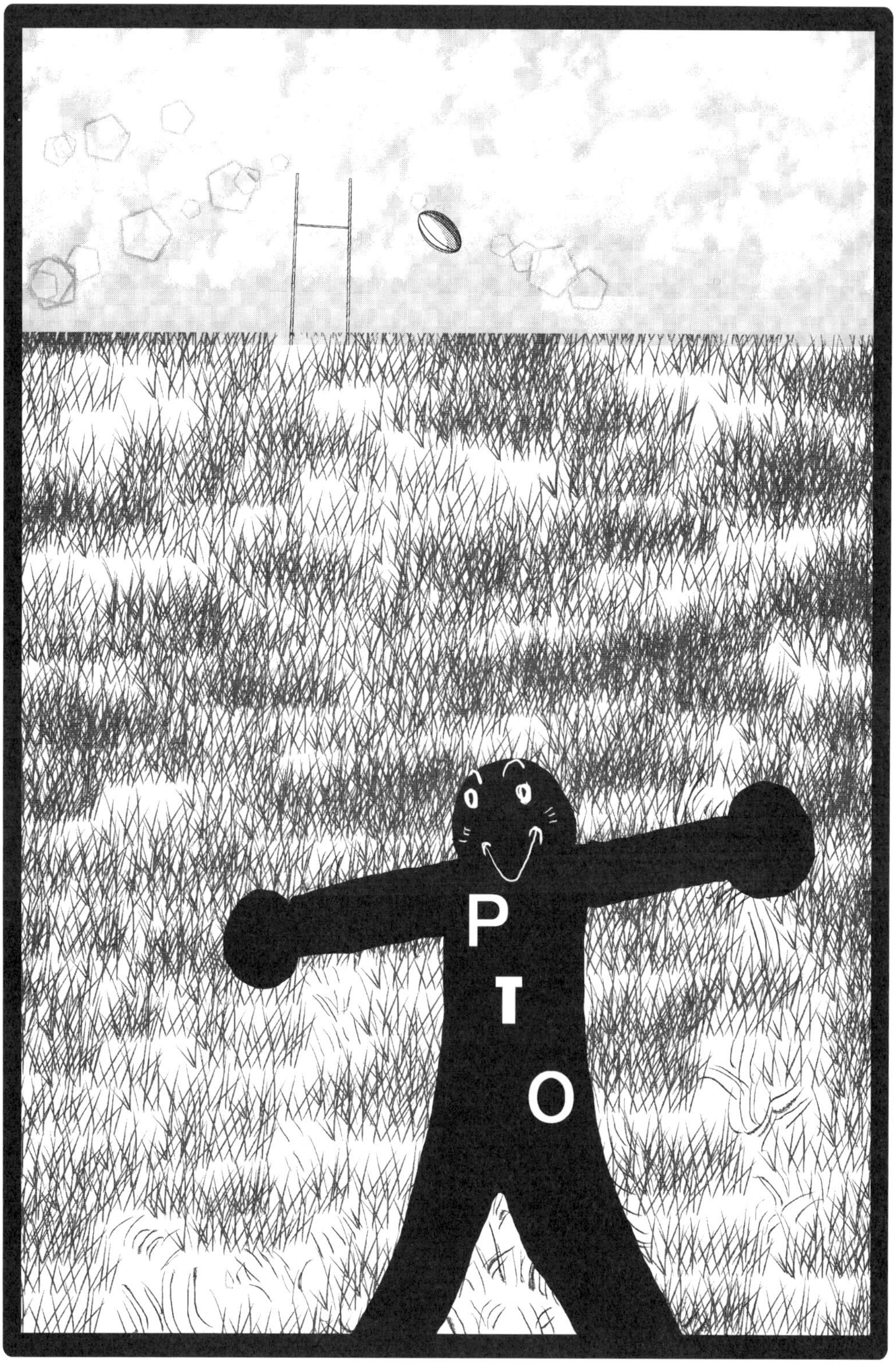

【要旨】26
一　関与する専門技術　理学療法〈運動療法〉
その中でも中心的な分野が運動療法である。運動学の生理学的知識を基に様々な運動を課し、麻痺、萎縮して動かない筋肉を動くように訓練する。また脳卒中などの場合は麻痺の原因が手足の筋肉ではなく脳に存在するため、神経生理学的な方法やファシリテーション・テクニックという手技が用いられている。

ここで先生がのべられている「運動」とは、つまりは「不具の人間を捨ておかないこと」のように聞こえます。前述の恩師も、お尻に穴の空いた奥さんもそうですが、病気になった人間を土蔵に閉じ込めたり、開かずの間で万年床にしたりする傾向がありそうなわが母国です。「放っておかないこと」の話だったら、なんだ、「リハビリテーション」と関係ないじゃん！　なんて思わないでください。そもそも、人が目をそらしたり、蓋をしておきたくなるような存在になってしまった人間たち（＝syoーガイシャ）の前を、素通りしないで、立ち止まり、心ある「おせっかい」をやくのが「リハビリテーション」なのですから。

もしあなたが、仲間外れになってる人を見かけたら、どうしますか。仲間外れを煽りますか？　気付かないフリをして意識の外に追いやろうとしますか？　それとも、その人の手を取って話しかけますか？　選択はあなた自身に委ねられるものですが、皆がそうしてるから、なんてことは言わずにどうぞ自分の声に向き合ってください。結果の選択が何であれ、それが「アクティブ」に生きるということです。

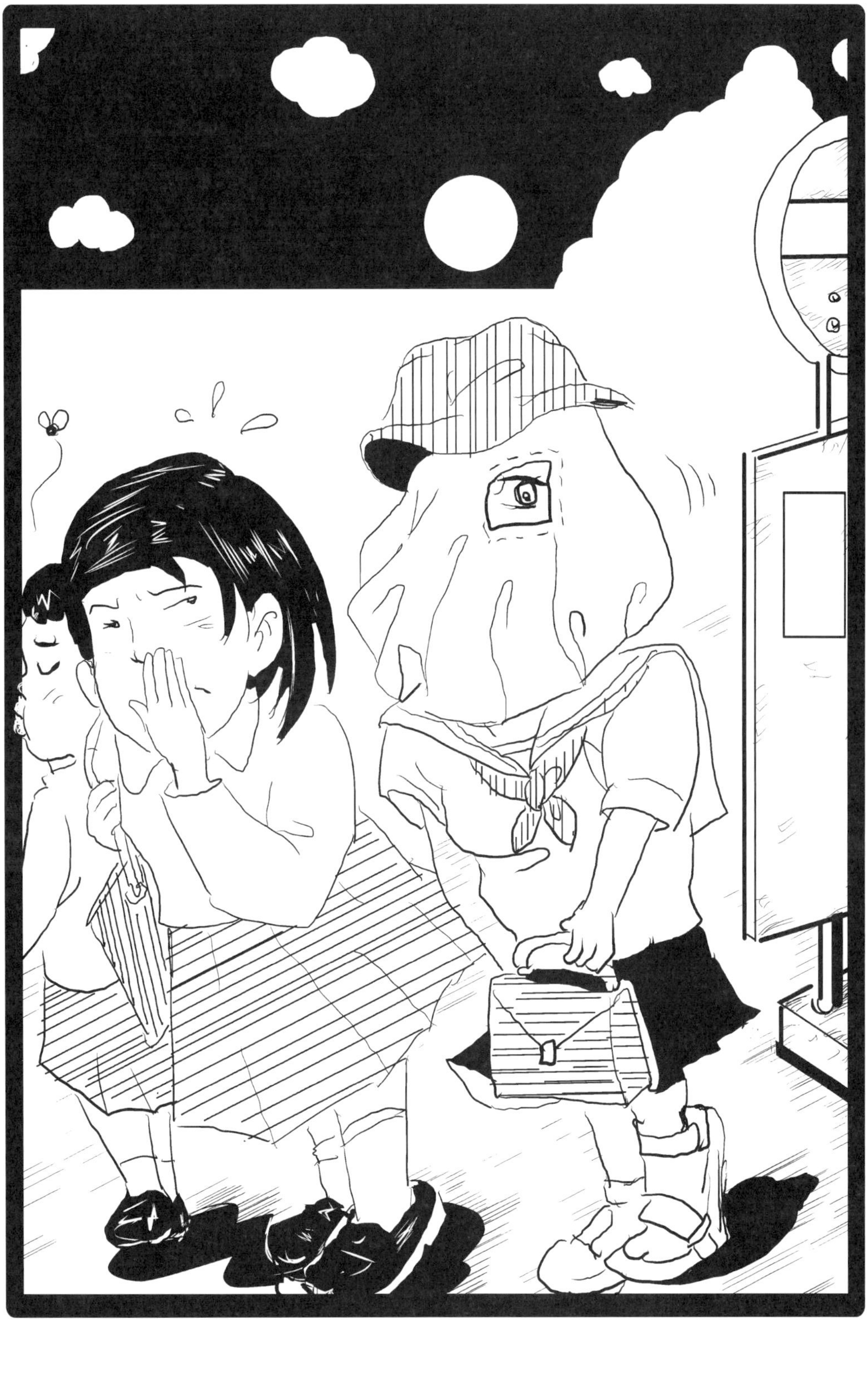

もしあなたが…

【要旨】27
一　関与する専門技術　理学療法〈水治、温熱、電気・光線、マッサージ〉
他にも、昔は温泉療法とも呼ばれた水治療法、温熱療法、電気・光線療法、マッサージなどがある。

砂原先生、はなはだ不謹慎ではあるのですが、現役障害者の僕は、「歯を食いしばる」ことよりも「温泉に浸かっていたい」のです。命からがら生還したと気付いた瞬間から周囲に尻を叩かれて息つく暇もなかったのが新人障害者の第二の人生です。僕もそんな暮らしを随分長い間過ごしてきました。ですので、「温泉に入りながら、ゆっくり養生する」という、昔の人の考え方も悪いようには思えないのです。現代の技術と知識をプラスしながら、そんな原点に帰ってもいいような気がします。

【要旨】28
一　関与する専門技術　理学療法〈日常生活動作訓練〉
運動療法は何よりも日常生活の準備でなくてはならない。ベッドから車椅子、車椅子から便器への乗り移りの訓練、衣服の着脱の訓練などが重要であり、障害の種類や程度によって環境や道具を改造することも大切である。また、洗面や歯磨き、食事のための訓練や自助具の工夫なども必要であり、こちらは作業療法の領域といえる。

「運動」という訓練は使い方次第と言いますか、よくも悪くも脳にとっては、味付けの濃いものであるように実感します。一度覚えたら、忘れたくなってもそうそう消去できないのです。

介護施設で働いていた時代によく見かけた患者さんに、こんな方々がいました。ベッドから車椅子への自力移乗（乗り移り）をされてはベッド脇で転倒されるのです。注意しても、止めても駄目、離床センサーをつけても虚しいだけなんて状況でした。当時はどうしてそんな危険な行動をとるのか全く理解できなかった僕でしたが、自分が障害者になってみて、ハタ！と気付きました。多分そんな砂原先生、はなはだ不謹慎ではあるのですが…

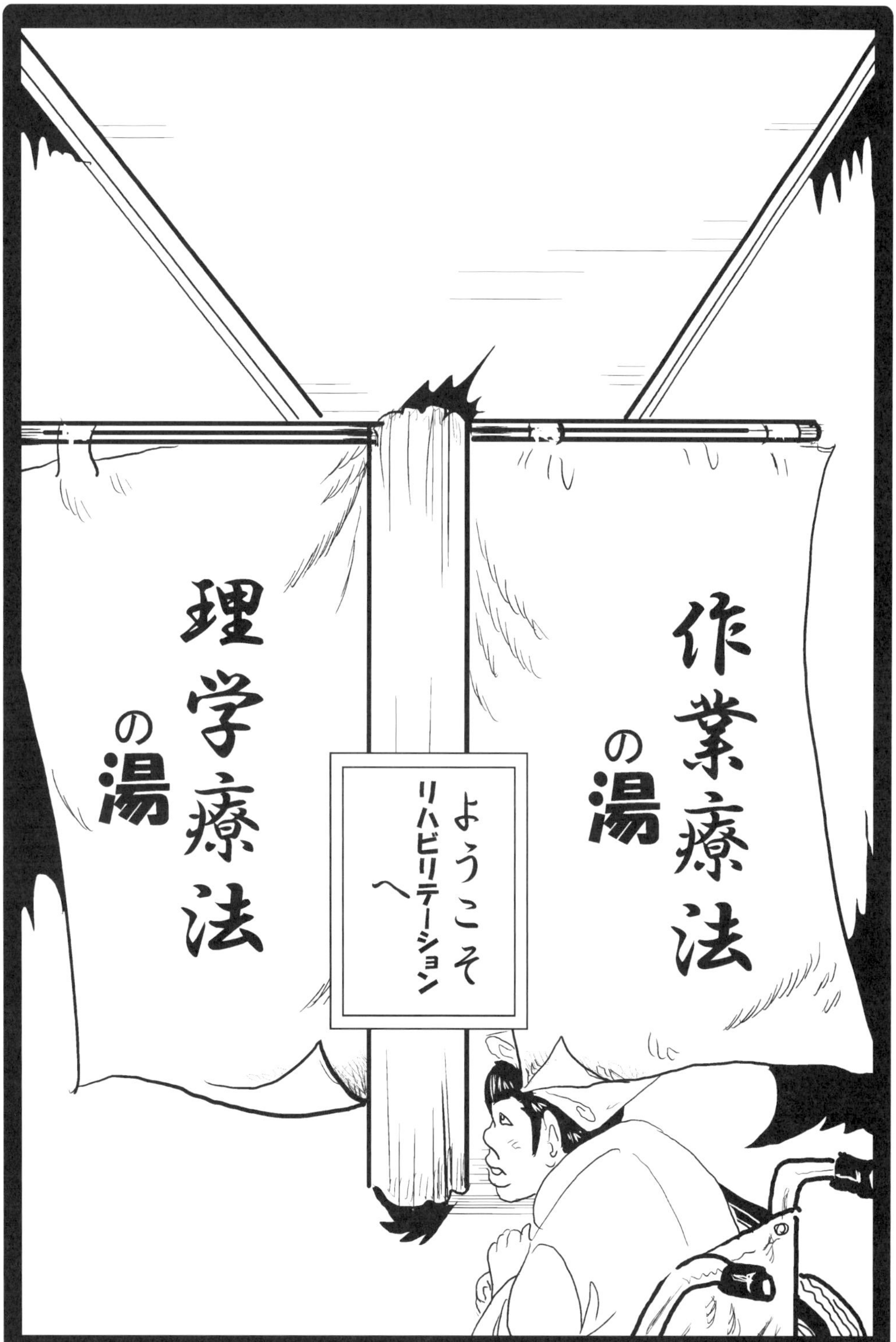
作業療法の湯
理学療法の湯
ようこそリハビリテーションへ

「自力移乗組」の方々は、回復期の初期にひたすら、ベッドから車椅子への移動動作の訓練を受けたのではないだろうか、とです。

そんな方々が初めて自分の力で車椅子に移ることができた時は、セラピストさんも、家族もきっと喜んだに違いないでしょうが、未来の結末はこんな風だったりもするのかもしれません。

「できない」人間を「できる」ようにするために、アクセルを踏ませることはとても大切です。でも一方で「ブレーキ」を踏むことも訓練させておかないといけないようです。

僕の拳の握り癖も、（これは推測ですが）「握らせる訓練」ばかりに熱中するのではなく、「離すこと＝弛緩」も訓練させるべきだったんだろうな、なんて思うのです。ちなみに「緩ませる」訓練はその後自前のセルフサービスで行いました。それはいまだに訓練中ですが。

「目に見える」効果がなかったように見えたとしても、確実に患者の脳にはその経験が刻まれます。どうぞいつも繊細でいらしてください。

「道具の工夫」も大切で必要なことです。でも本音を言えば、障害者になったとしても、できれば昔のままの道具を使いたいのです。そんなあきらめが底をつけば、開き直りというか、新しい道具を使ってみようかという気にもなるかもしれませんが、心はそうそう自在に変形はできないものです。使えないと分かっていても、使い慣れた道具への経験記憶の方が量も多いですし。

僕も、麻痺した腕と、注意機能の落ちた脳では危険だからということで、一時期、火を使わない、電子レンジや炊飯器での調理を奨められ、それにしぶしぶ従った経験があります。確かに安全にそこそこ美味しい料理はできていたのですが、そんな日々の後に、昔みたいに火を使った本格調理をしようとしても、うまくできないのです。あんなに得意で、大好きだった料理が辛い行為になってしまっていたのでした。ですので、一律に、一定の生活動作や代償をすべての個々人に当てはめようとする確実に患者の脳にはその経験が刻まれ…

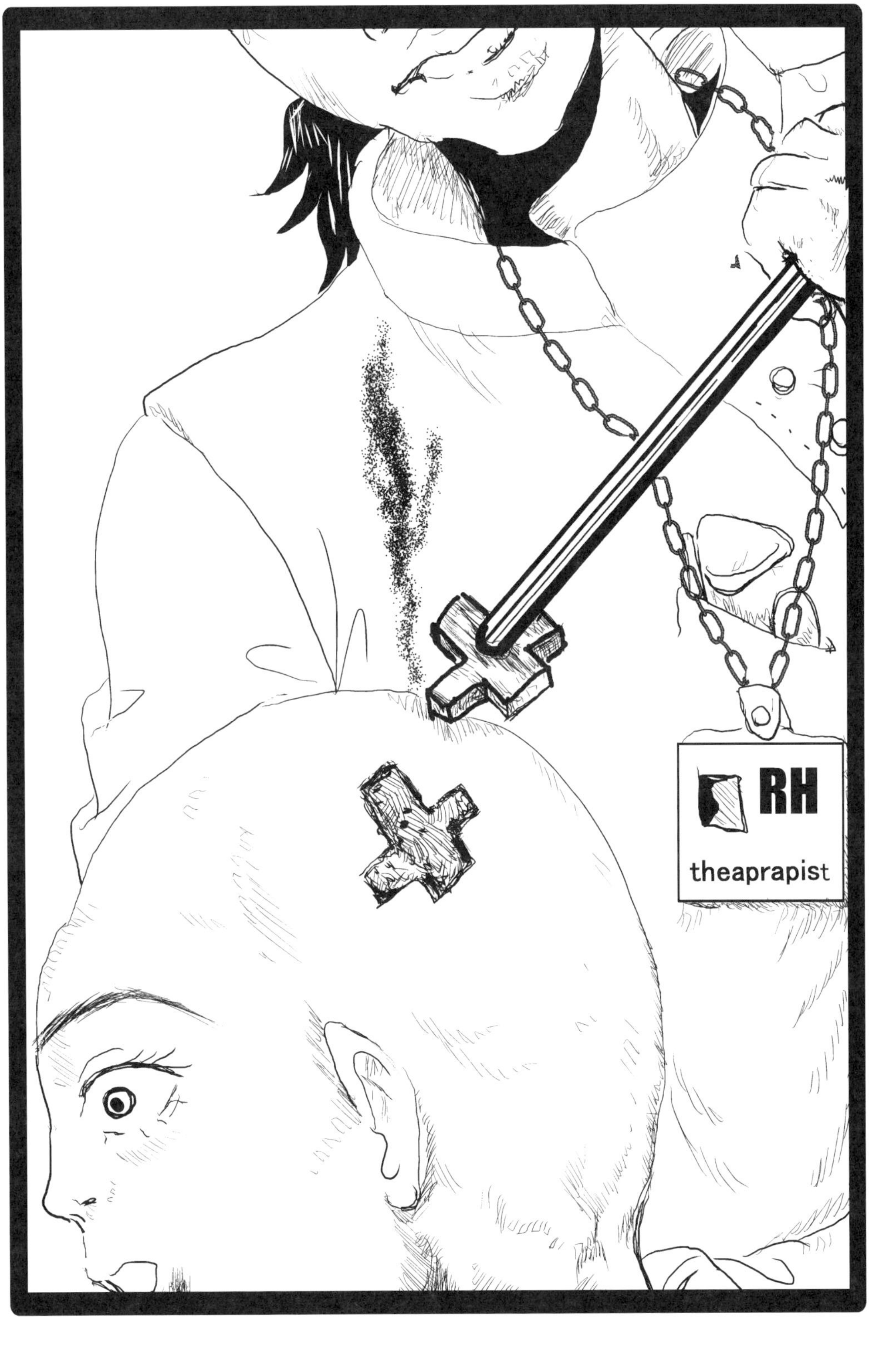

ことには危険な場合もあります。

失敗しても、周囲は「できなかったね、残念だったね」「また今度ね」なんて軽く考えがちですが、当事者にとっては、そんな些細な失敗経験が、大きな絶望や落胆につながることだって多いようです。一方で「置き換え」が面白くなることもあります。僕はギター弾きでしたが、運指する方の左手が麻痺になってしまいましたので、ギターが弾けなくなってしまいました。

syoーガイシャがたびたび味わう「喪失感」ばかり募る毎日です。

そんなある日に、出逢った方が僕の喪失を他の楽しみに変えてくれたのでした。その方は年配の方でしたが、プロのギター弾きです。その方いわく「楽器は右手だ！」だそうなのです。フラメンコギターのプロでいらっしゃるので、右手を本当にめまぐるしく、楽しくのびのびと使われるのです。ギターのボディを叩いてリズムを打ったり、コードカッティングをしたり、アルペジオでメロディを奏でたりです！

普通にギターが弾けてた頃にはそんなに意識していなかった右手の奥深さに感動した僕は、動かない左手に執着するのをやめて、右手を楽しむようにしたのです。もちろん、そうそううまくできるものではありませんが、「楽器を楽しむこと」の復権を果たすことはできたのです。

そんなささやかなエピソードですが、そんな中に「リハビリテーション」のヒントが眠っているように思います。

【要旨】29
一　関与する専門技術　作業療法
作業療法は昔から精神病や結核の領域で用いられており、のちに身体障害に対しても行なわれるようになった。理学療法は足（脚）にかかわり作業療法は手（腕）にかかわるとよくいわれるが、それは機械的すぎる分類である。理学療法が基本的動作能力の回復を目指すのに対し、作業療法は応用的動作能力を増すことを目的とする。

砂原先生が語られるような「作業療法」が普遍的にどこの治療現場でも出会えるものでしたら、作業療法は美しいです。

OTは「上肢（手）のリハビリ担当」だと割り切られている先生も多かったように思います。脳出血でした僕は、その脳画像を診たドクターから「一生車椅子だ」なんて言われるような脳実質の状態でしたので、PTさんとOTさんの両方にお世話になっていました。「じゃあ、先、足ね。」「終わったら、手やるから。」なんて流れ作業的なリハ室もちらほらでした。そんなOT室では、患者に何をさせるか？でいっぱいなセラピストさんも多かったです。時間内はとりあえず何か持たせて、手作業させとけばいい的なムードです。女性なら、編み物や人形作り、男性なら日曜大工のようなものなんて大雑把なコーディネートですので、何だか技術・家庭科の授業を受ける少年時代に帰ったような気がしたものでした。

作品を作ることが目的となってしまった『作業』ではなく、「作業」を媒介にしたセラピストさんとの関わり、コミュニケーションができれば、傷ついた心も身体も癒されそうですが、作業の進捗と、セラピーの残り回数（期限）とのスケジューリングに追われる日々だったように思い返します。

ある病院のOTさんは、僕がリクエストしてやり始めた、複雑なマクラメ（編み物）が、どうも、リハビリ最終日までには間に合いそうに無いと心配してくださったようで、それこそ夜なべしてくださってある日、OT室に行ったら、見事な完成品ができていたなんて経験もしました。そんなOTさんのけなげなお気持ちは嬉しかったのですが「僕がやらないと意味ないじゃん。」などとも内心思いました。

先生方もたくさんの障害者に追われてお忙しいのでしょうが。

【要旨】30
一 関与する専門技術　義肢・装具術
義肢は失った手足を補うためのもので、下肢に用いるものを義足、上肢用を義手という。装具とは麻痺した四肢の動きを正して補助するためのものである。

幸いにも僕は義肢のお世話になることはありませんでしたが、麻痺のある身ですので「装具」には助けられました。

当時は、麻痺側のアンクル（足関節）が弛緩してグニャグニャとすることが多かったもので、捻転抑止のために、装具で固定したのです。

装具をしていない時は、足首を捻って転倒し、腓骨を骨折することも数度ありましたが、スプリント（装具）で固定するようになってからは、お陰様で骨折ゼロ！になりました。そんな効果抜群の装具ですが、そこはさすがの「脳」です。

「足首が固定された」状態での動作をしっかり学習してしまうのでした。ですので、装具を外してもしばらくは、足首の可動性の無い、棒のような動きをしていました。でも、それは悪いことではないのです。自転車の「補助輪」のようなもので、危険なウチは、装具に守ってもらって、動作が安定してきたら、装具のない状態での運動学習で上書きすれば、安全に前向きに生活ができます。あくまでも僕の症状の場合においてのお話ではありますが。

装具の世界が徒弟的というイメージはよく分かる気がします。

ドクターの処方を元にして、細かな、採寸、話し合い（確認）の後に納品という流れでしたが、何だか特別なスーツやドレスでも作るようなオートクチュールな雰囲気で、仕上がりを心待ちにしてしまいました。そんな装具士さんの真剣さはまさにプロ、職人なのです。きっと親方にシゴかれながら、仕事を目で盗んだのでしょう（勝手な想像ですが）。そんな「スポ根」ならぬ、「スプ根」です。

ある病院のＯＴさんは…

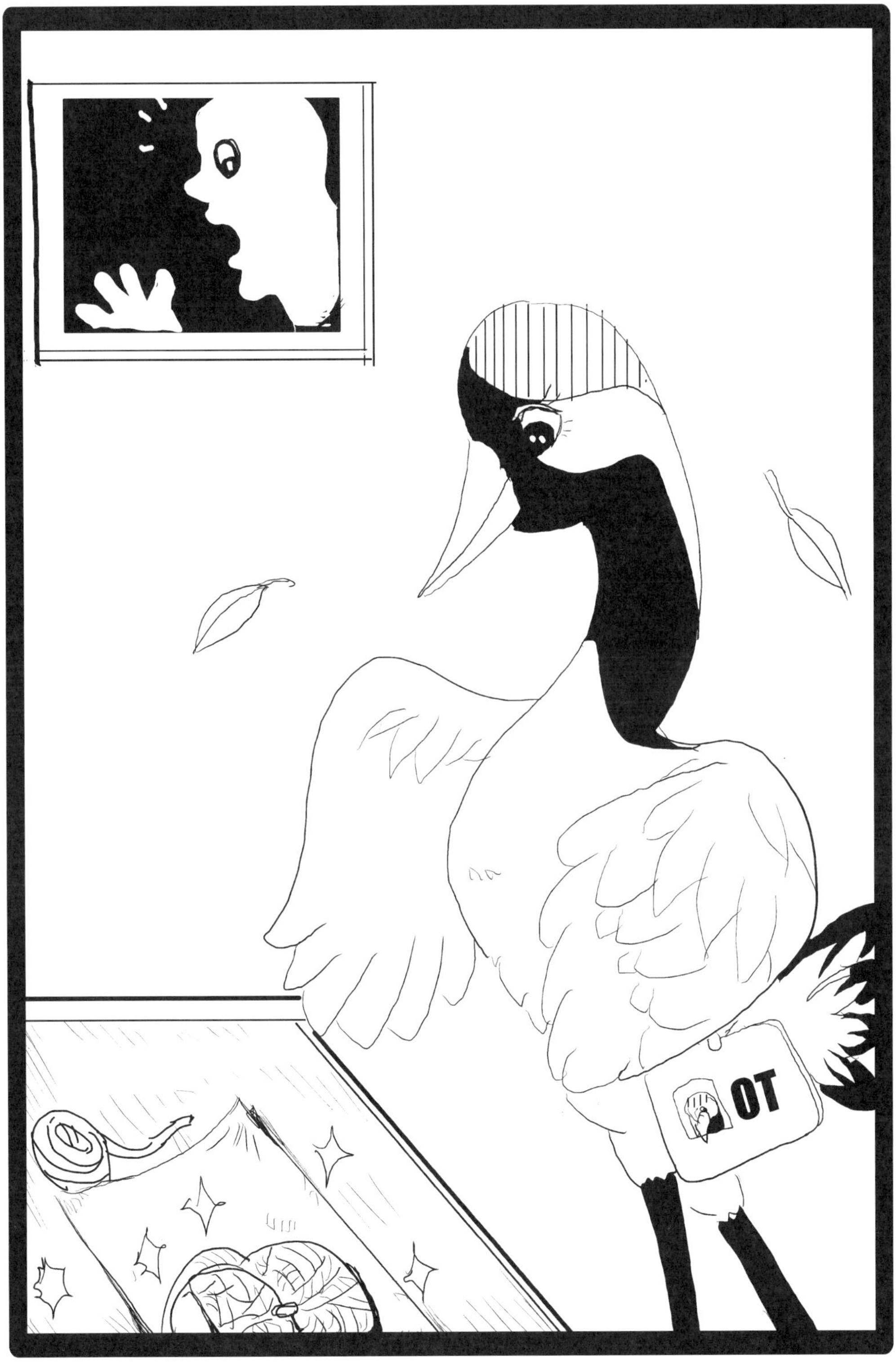

現在はすっかり補助輪も取れて、装具無しでも大丈夫になりましたが、助けてもらった装具は、今もタンスで眠っています。そんな素敵な装具ですが、難点がひとつだけ。足のサイズがかなり大きくなってしまうので、今まで履いてた靴がみんな履けなくなるのでした。

【要旨】31
一　関与する専門技術　言語療法
言語療法も身体障害者リハビリテーションの三つの大きな柱の一つである。世界保健機関の定義によれば「音声、言語、話し言葉、書き言葉の障害に関する研究、テスト評価、治療であり、また補助器や各種の治療手段の利用も含む」とある。

左右どちら側の損傷であれば良かったのかは選べませんが、僕は主に右の脳を損傷しましたので、「言語優位半球」=「左脳」は何とか生き延びてくれたのです。それでも全く無傷というワケではない僕の言語機能です。

ドクターいわく舌や口唇を支配する運動領域がピンポイントにヤられているそうで、喋る道具に少しの麻痺があります。それから、左の耳で聞いた音（例えばイヤホンを左耳だけに当てたりすると）の意味がいまひとつ分かっていないことがあるようです。これは働き始めて気が付いた症状でした。仕事で録音された「会議」のメモ起こしをするのですが、初めのうちは全く何をしゃべっているのか理解できずに、やみくもに音量ばかり上げていたのです。ある日、そんな音漏れを指摘されて、ふと、あれ？　無意識に左耳だけにイヤホンをはめていたけど…、左の耳で聴いたら、情報は右の脳に送られるんじゃないか？　なんてです。で、ものは試しに右耳で聴いて、左の脳に頑張ってもらうようにトライしてみました。それが幸いしたのか、単なる精神的な落ち着き？　なのか以後は、会議の内容が以前よりも理解できるようになったのでした。素人のあがきですので、何の根拠もないただの経験

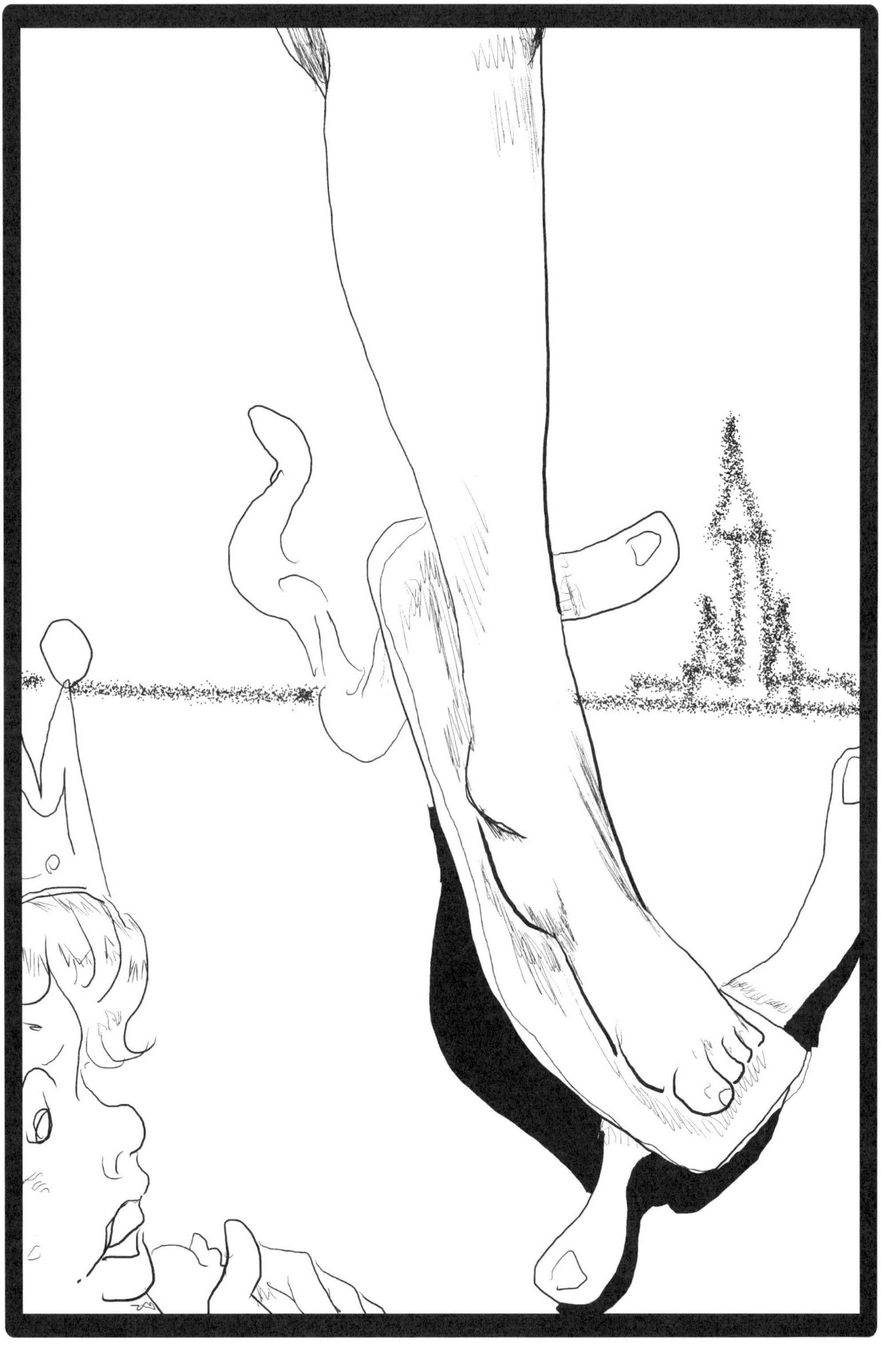

オートクチュールのような…

談ですが。

そんな障害者達に、言語的なリハビリテーションをしてくださるST（言語聴覚士）の先生と非治療の場でお話したことがあります。僕の喋りの悩みを打ち明けましたら、善意から、実際に治療で使われるレジュメをくださったのでした。早速帰宅して、セルフ言語療法のスタートです。

いわゆる「滑舌」（と、言っていいのでしょうか？）も発語方法によって体系化、分類されていて、なかなか奥深いプロの世界です。「あめんぼ赤いな」や、「拙者　親方と申すは…」なんてノリとは全然違う、医療なのでした。

でも「言語」というツールはコミュニケーションの復権のためにはとても大切なものです。そんな言語障害を持つ方々のことを思い返してみますと、人によってまさに様々なのです。小さな「や」だとか「つ」だけが読めなかったり、意味が理解できない方もいらっしゃいました。見ていて何だか不思議な感じです。その小さな文字以外は全然普通なのですから。

こんな方もいらっしゃいました。元ビジネスマンの方でしたが、会話も読書も健康な方と全く変わらないのですが、ご本人いわく、「仕事で使って、あんなにペラペラだった英語」だけが全く喋れなくなってしまわれたそうなのでした。でも、ラテン語は理解できるそうです。そんな不思議な言語障害の世界です。

「心のダメージも大きい」・「周囲の協力が不可欠」だとおっしゃる、砂原先生の医療者としてのセンスがやっぱり素敵だなぁなんて思うのでした。

以前出会った、吃音の男の子（高校生ぐらい）の場合は、本人がうまく喋れないと、周囲の家族が、言うのです。「ホラ！　落ち着いて！」「しっかり口を開けて！」云々です。そんなプレッシャーの中で本人の緊張は当然上がる、ますます吃音が顕著になるというループです。砂原先生の言われる

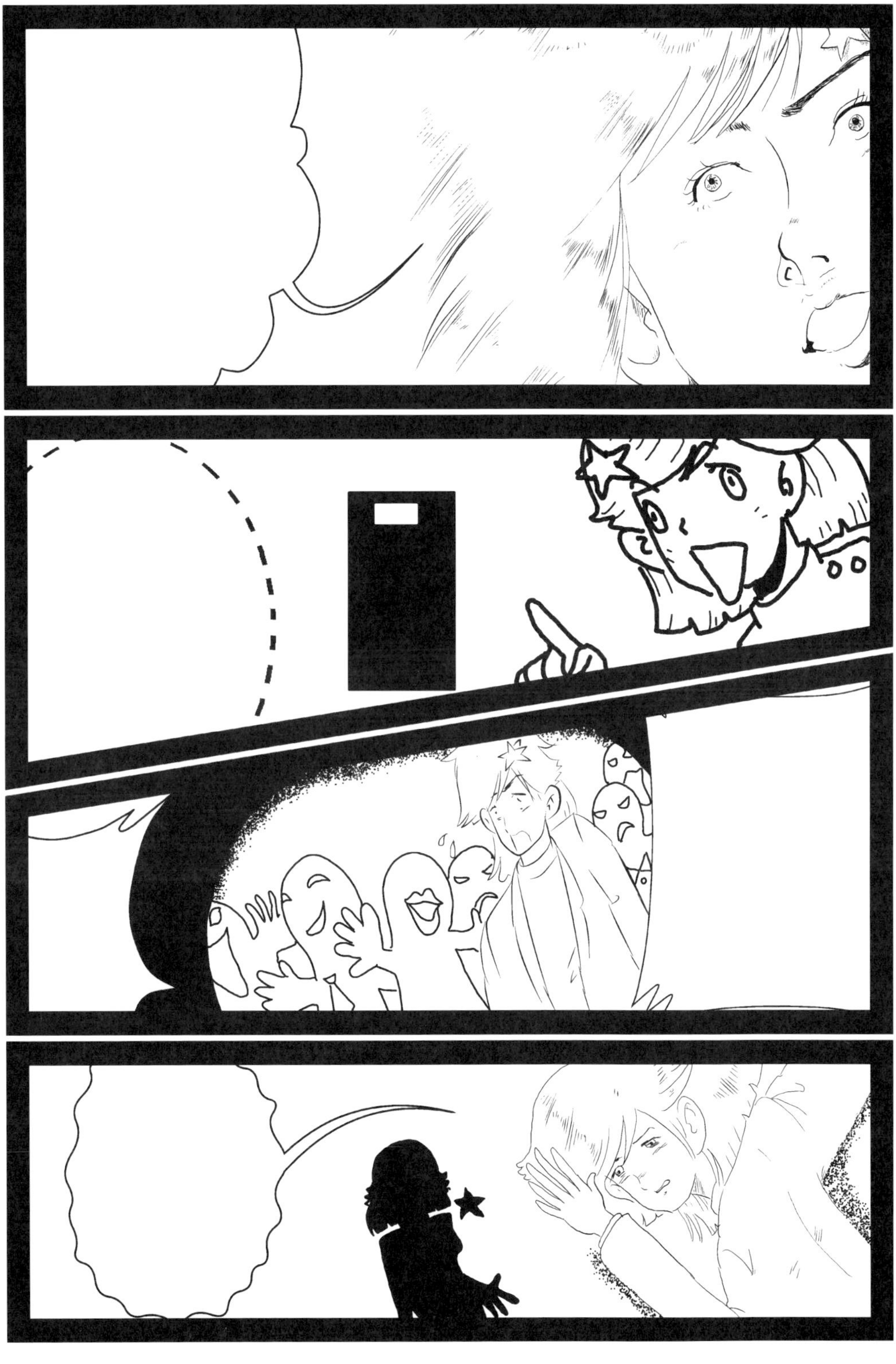

言語というツールはコミュニケーション復権のためにはとても大切です…

「協力」や「共感」がもしこの御家族にあったなら、もしかしたらこの子は…なんて素人考えしたりもするのでした。

【要旨】32
一　関与する専門技術　　リハビリテーション工学
リハビリテーション工学とは、生物学・医学・工学にまたがった領域であり、電動義手や電動車椅子、さらには障害者が暮らしやすい住居の改築、都市設計にまでかかわる。

数式をスラスラと解いたりする姿に憧れはしましたが、僕はバリバリの「文系」人間です。そんな文系な僕でも感じることがあります。「医学」が様々な領域に関係するように、「物理」の、世界への密接度もかなり高いんではないかなんてです。僕らが物質である限り、「医療」とも「物理」とも無関係ではいられないようです。そんな二つの大国が手を結んだらきっと新しい世界が開けるだろうなんて思います。是非「タテ割り」でない、つながりと広がりを期待する次第です。「障害者が暮らしやすい」という一文を入れてくださる先生の優しい情熱がやっぱり素敵なのでした。

【要旨】33
一　関与する専門技術　　評価
リハビリテーションは複雑な薬や手術とは違って、たんに手足を伸ばしたり縮めたりしているので、専門家でなくても誰でもできる単純な医療であるという印象があるかもしれない。しかし重要なのは、リハビリテーションの訓練は筋力テスト、関節可動域テスト、日常生活動作テスト、歩行分析、ブルンストロームテスト、また近年は失行・失認のテストといった様々な検査・評価によって支えられているということである。リハビリテーション医学もこうした評価を重視することで近代医学の骨格を備えている。

「誰でもできる医療」という認識はやっぱり提供する側にもされる側にもあるように思います。

そんな二つの大国が…

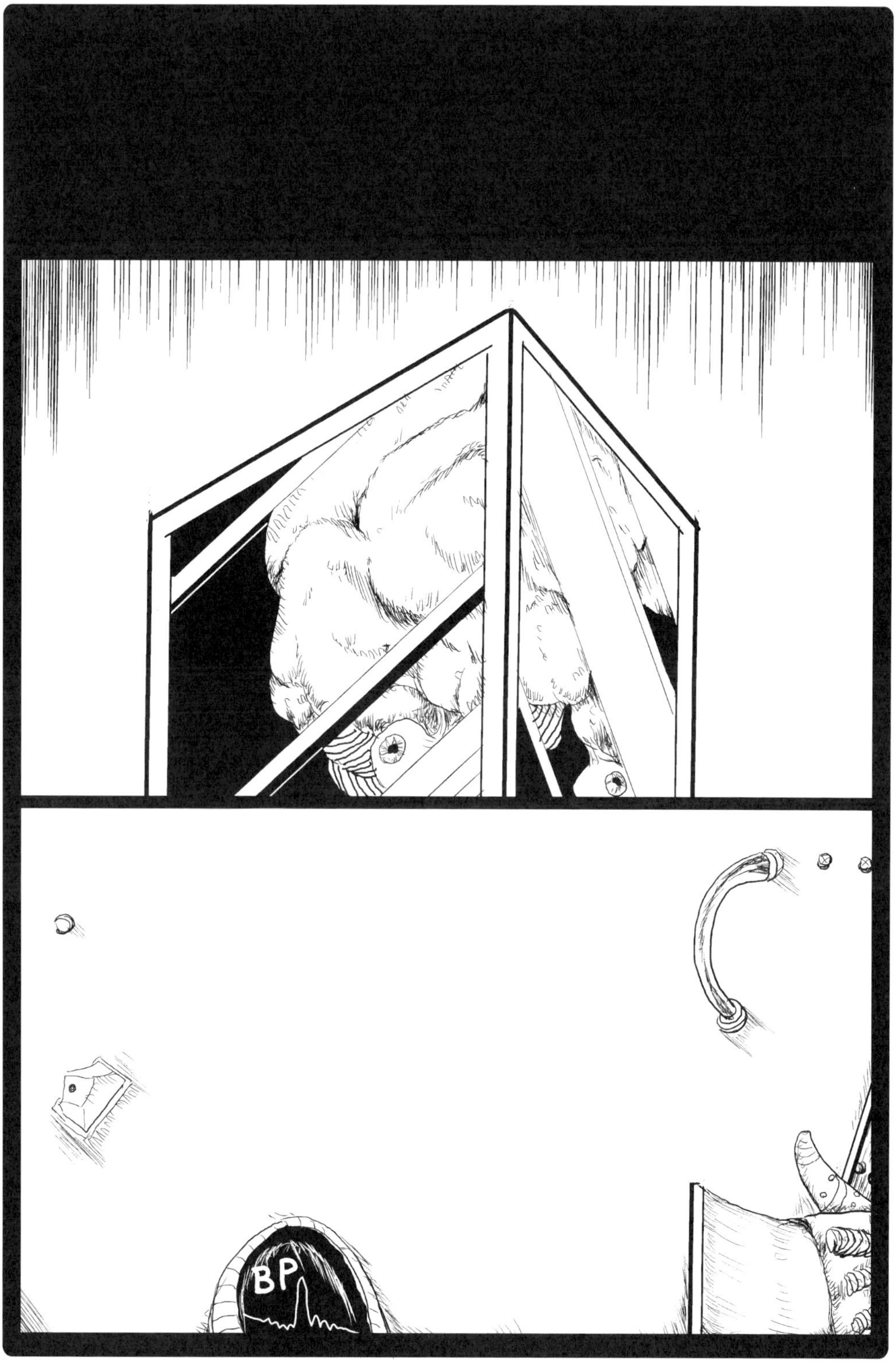

以前に、ある病院で、こんな経験をしました（当時は「働く」側でしたが）。

リハビリテーションを求めて来院される障害者の方々へ実際にリハビリテーションを行うのは、介護職なパートの皆さまだったのでした。もちろん、初期評価や、指導はたまにお見かけするセラピストさんのお仕事な様子ではありましたが、「ほら、頑張って！」「あと一〇分！」なんて、実際に患者の脳に入力する現場は医療知識のないアルバイトさんの仕切りだったのです。

リハビリテーションの屋台骨である、種々の「評価」ですが、こうしたテスト（＝評価）が完全に患者の治療へと還元されていくのなら、それは医療行為の健全な循環でしょうが、「評価」だけして、あとはパートさんまかせでしたり。

評価によって患者の、ささやかに残存する自尊心を破壊してしまうようなら、「評価」は無意味な存在になってしまうカラ看板に過ぎません。

どうか、包丁の「刃」と「みね」を使い分けられる方でいらしてください。

【要旨】34

二　障害者の主体性　１　受容

リハビリテーションのゴールに向かって障害者が歩み始めるには、まず自らの障害を受容しなければならない。自信を喪失するという意味で障害は病気、死以上に苦しい試練かもしれない。だからこそ、障害の受容を援助することで障害者の価値観を変え、未来を生きるために再起する決意を奮い立たせなければならない。

専門職の方々も、分かっていながらなかなか踏み込まない、この、重いテーマに言及してくださる、強い砂原先生です。

とても困難な当事者本人の「障害の受容」ですが、僕が出会いました、提供側（あえて、「体制側」と呼んでみたくなりますが）の皆さまは、その本人にとって大変な苦痛である「受容」の程度を見

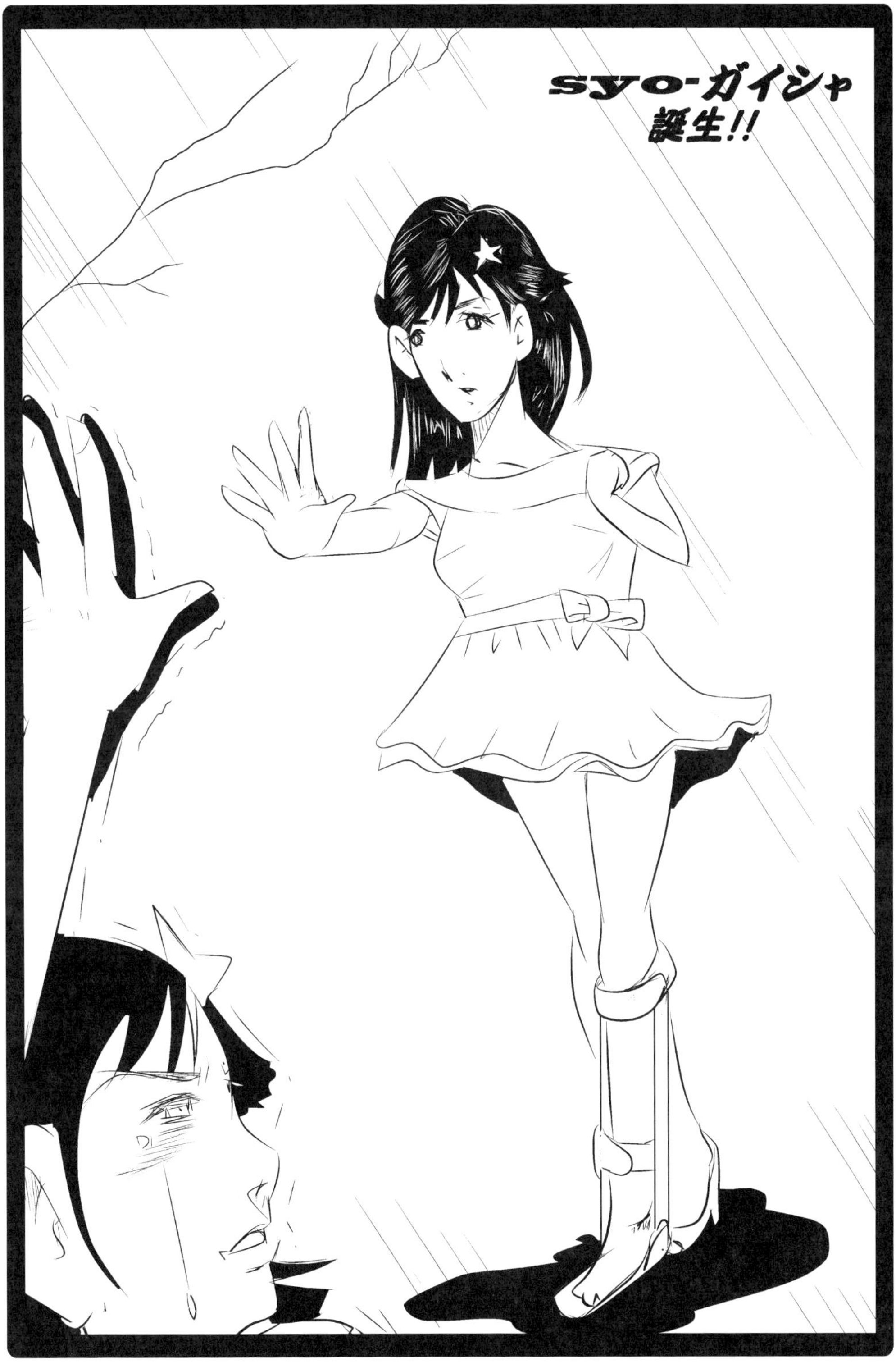

本人にとって大変な苦痛である…

て、患者のパーソナリティまで判断されていらっしゃるような縦文化の方も多いようでした。「あの人、あんなに悪いのに、分かっていないからダメね。」的にです。

そんな、ただやみくもな「受容」を傷ついた人間に要求するのではなく、「ゴールのため、未来のため、生きるため」と言える先生の現実に根差した優しさに敬意を抱くイチ障害者です。

何の決意でも、ダイエットでも貯金でも、この「動機付け」や「インセンティブ」はとっても欠かせないものです。そこに注目、帰結される先生の論理展開にワクワクしてしまいます。

【要旨】35

二　障害者の主体性　　２　障害者と医療者の役割

サスは患者と医療者の関係を（一）脳卒中など患者に意識がなく、医療者が患者の意見なしに治療を進める「乳幼児と親の関係」、（二）患者には一応意識があり希望も聞けるが、複雑な判断まではできないので指示したことを守らせるだけの「少年と親の関係」、（三）慢性病で意識もはっきりしており、本人の理解と協力があって初めて治療が成立する「成人対成人の関係」、の三つに分けている。

先生がご説明くださっている、サスの関係性の分類はとっても面白く、納得してしまうものですが、実際のほとんどは「母と子」の関係ばかりのようです。何だかセラピストさんの、幼少時の母子関係をなぞっている、ロールプレイのような気になることしばしばでした。

ついつい、主役を押しのけて、スポットライトを浴びたがる専門家も多い（自我の肯定をされたいのかもしれませんが）ですが、先生の言われる「ワキ役」に徹することの美しさも意識の片隅に持っていただけましたら幸いです。古今東西の「名優」と呼ばれる方々には意外と「脇役」の俳優さんが多いものです。

そして、とても重要なテーマ、「障害者の主体性」です。このことを見失いがちなのは、医療者だ

「誰でもできる医療」という認識は…

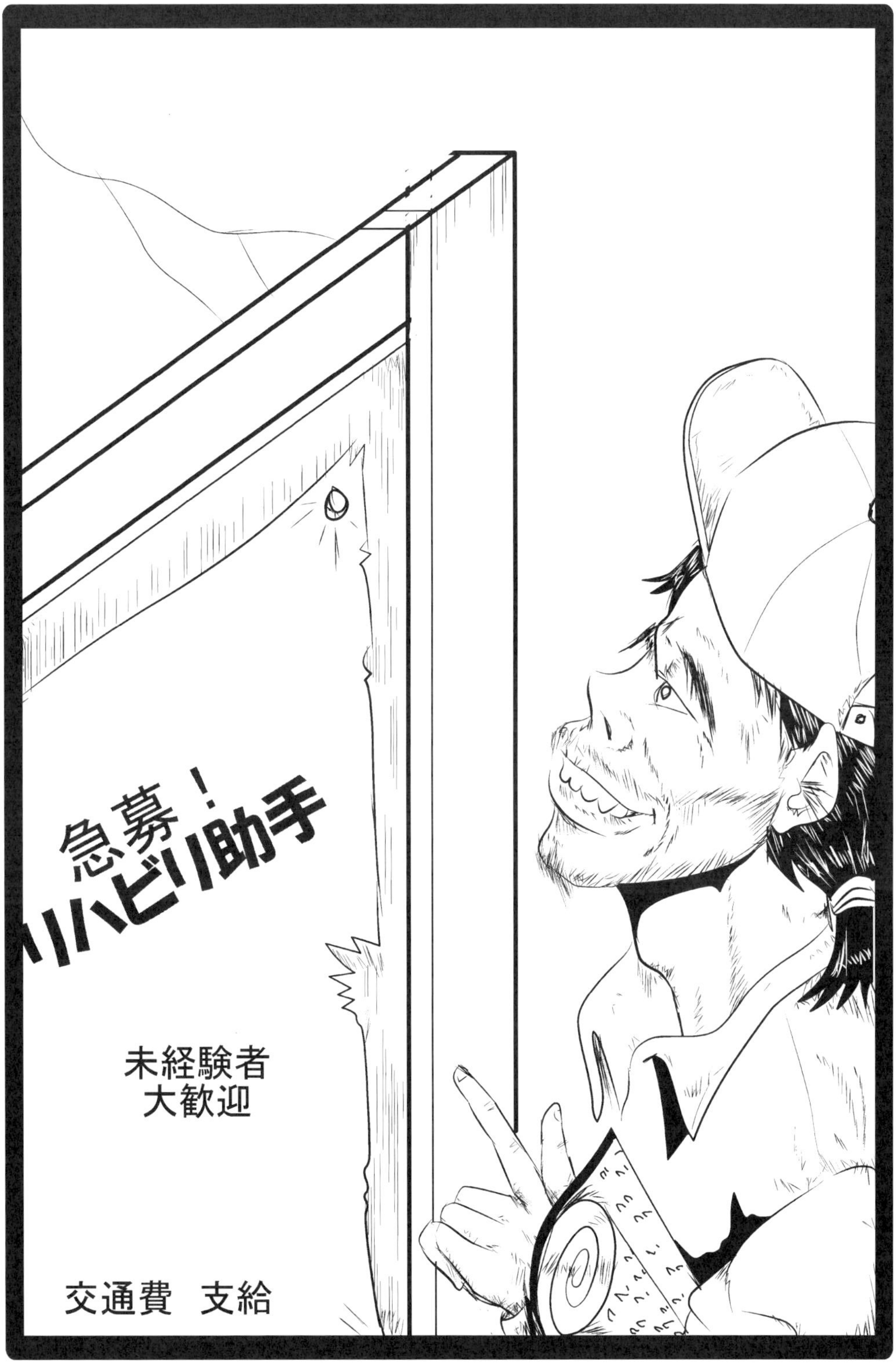
急募！
リハビリ助手
未経験者
大歓迎
交通費　支給

けに限らず、社会全体に分布する人間に見られる傾向のようです。こんなことを書いても、どうぞ障害者の皆さんは、「自分には関係のない外の世界の話」だとは思わないでください。誰よりも「主体性」を追及しなければいけないのは、当事者である、障害者本人なのですから。

「風邪をひいた子どもが、ママにリンゴをねだる」ような精神的体質改善こそが重要です。変わるのは、外からではなく、まず自分からなのです。

【要旨】36

三　リハビリテーション・チーム

「リハビリテーションはすべての医師の務めである」というラスクの言葉があるように、一人ひとりの医学生にリハビリテーション医学の理念と技術を教えなくてはならない。そして運動機能障害以外の専門医にもリハビリテーション活動が期待される。他にも看護婦、臨床心理士、ソシアル・ワーカー、障害児の場合は教師、もっとも重要な構成因子である家族、これら全員がリハビリテーション・チームの重要な一員である。

ですので、自分自身も「リハビリテーションチーム」の一員、重要なメンバーであることに障害者自身も気が付く必要があります。

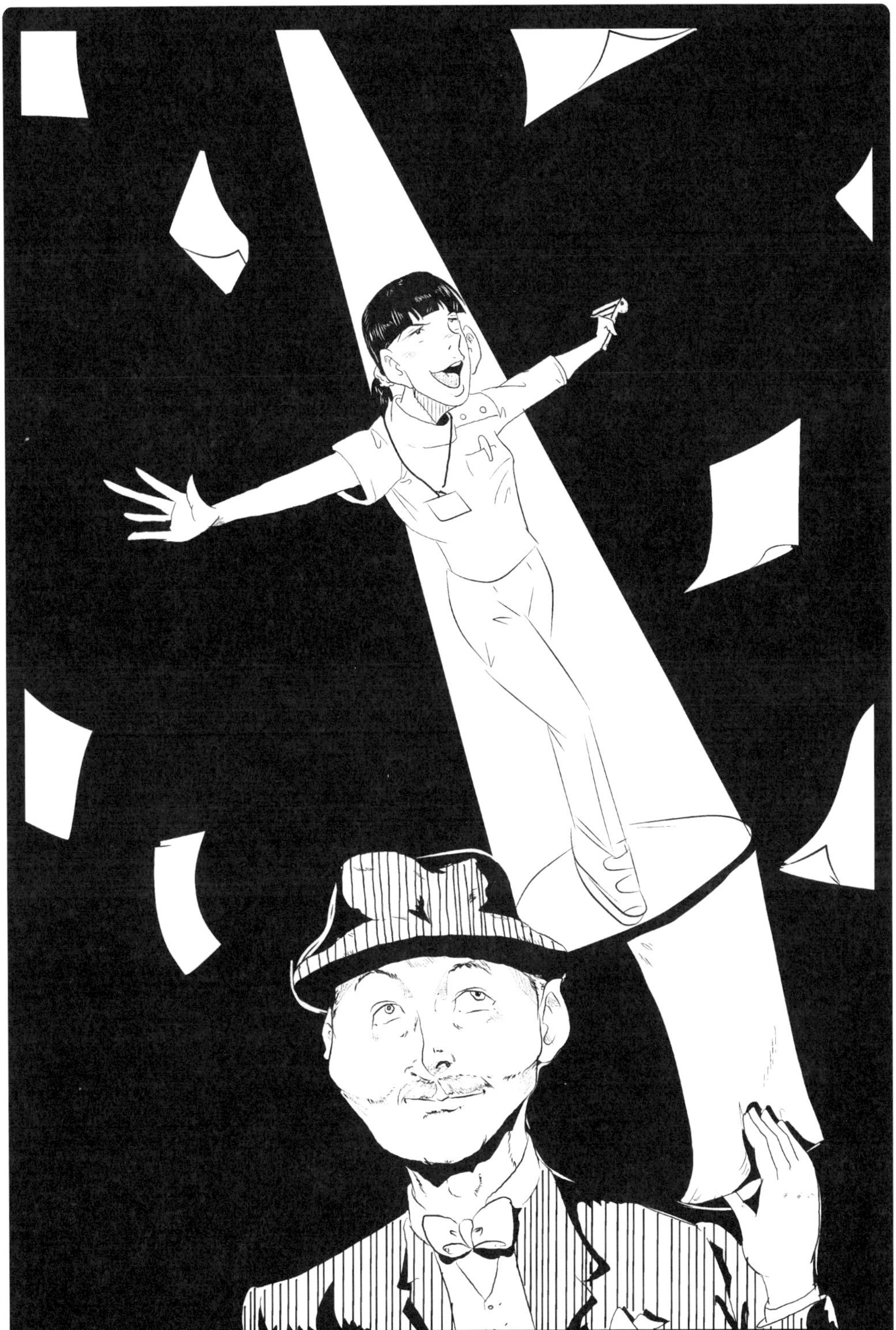

古今東西の「名優」と呼ばれる方々には意外と「脇役」の俳優さんが多いものです…

ですので、自分自身も…

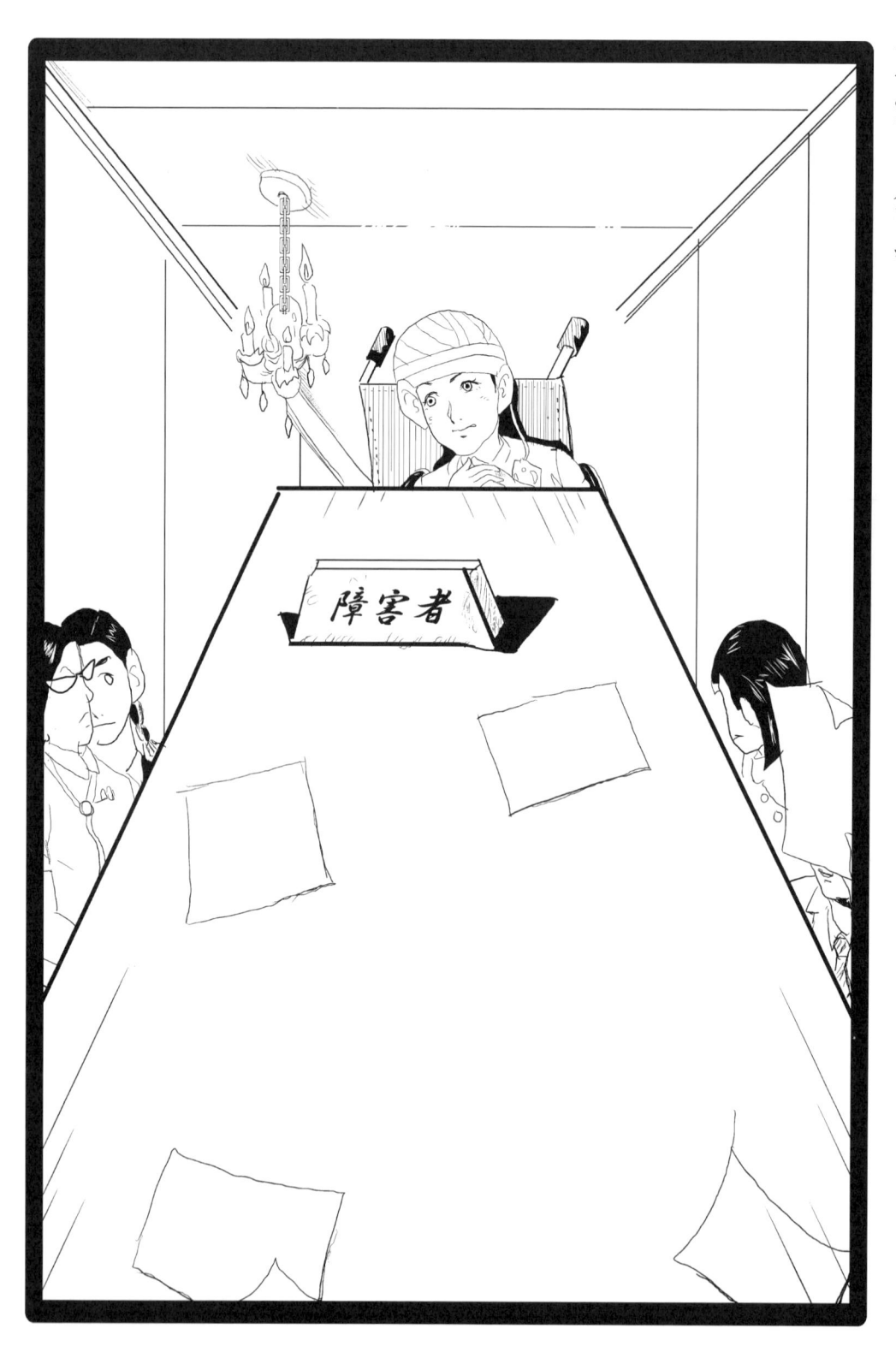

第五章 「リハビリテーションの流れ」を読む

【要旨】37
一 振出し
　リハビリテーションはできるだけ早期に始め、決して「アフター・ケア」であってはならない。そして最初に担ぎ込まれた街中の一般病院が、そうした早期のリハビリテーションの「振出し」でなくてはならないが、そうしたリハビリテーションが行われている病院はほとんどない。そこにはリハビリテーションに関心を持つ医師が少ない、技術者の数が不足している、リハビリテーション医療への社会保険診療点数が非常に低い、リハビリテーションを早期に始めなくてはならないという認識が浸透していないといった理由がある。

「アフター・ケア」という表現がピッタリな、リハビリテーションの実際です。後々の世界がどんな状況であるかなんてことは、まずは論外！救命こそが至上の命題な医療現場のようでした。

　こんな経験をしました。できればもう二度としたくはない経験ですが、僕の脳動脈が破裂して、最初の手術を受けた時のエピソードです。ドクドクとあふれ出る動脈血をまずは止血すること！それは大変に有難く同じ気持ちですが、開頭手術の時に手術しやすいように、僕の元々の側頭骨を外して、人工骨に置換したそうなのです。その人工骨が実は…。そんなドタバタ劇＝手術も落ち着いて、別の病院に転院、治療を続けていた時のことです。僕の頭を見た家族が一言。「あれ？頭に穴が開いてる！」

　慌ててドクターに診てもらいましたら、頭皮が膿んで穴が開いてしまっていたそうでした。

　その原因が、どうやら一番最初の手術で、置換した人工骨が細菌汚染されていて、皮下膿瘍を起こしていたそうなのです。「きちんと消毒ぐらいしといてよ！」なんて心の中でツッコミましたが、そこからが大変でした。とにかく汚い人工骨を外さなければ、となりましたが、一度縫い合わせてしまった頭皮をもう一度縫い合わせるには皮膚の面積がもう足りないのでした。どうしましょう？

しかし「滅菌すること」すら忘れてしまうほど余裕のない救急治療の現場では、とても、後々の「リハビリテーション」のことまでは気が回らなそうです。

そんな現状が「振り出し」となるために救急のドクターだけではなく、リハビリテーションに長けた医療者がその場に常駐する必要がありそうに感じます障害者です。

汚れた人工骨と足りない僕の頭皮のお話は後々に。

【要旨】38
二 リハビリテーション・センター
近年プライマリー・ケアという言葉が盛んにいわれている。そこで重要なのは患者や障害者を、設備や専門性の面で制約された第一線の施設から、必要な訓練や治療が可能な施設、つまりリハビリテーション病院（センター）に配分・移送することである。だがそうした施設の多くが山の温泉地にあってうまく連携できなかったり、ベッドが満杯で患者がなかなか入院できないのが現状である。

僕もこの、「リハビリテーション・センター」には回復期の始めから今現在もお世話になっています。ただし僕の場合はセンターへの通所でした。

まだ通院する機能も体力もない発症直後のリハビリテーションはどうしたのかと言いましたら、家族と社会的リハの専門家（ソーシャルワーカー）の方が連携して、リハビリテーション設備と、人員のある病院への転院を決めてくれたのでした。とは言え、そうそうすぐにリハビリテーションができ滅菌することすら忘れてしまうほど余裕のない…

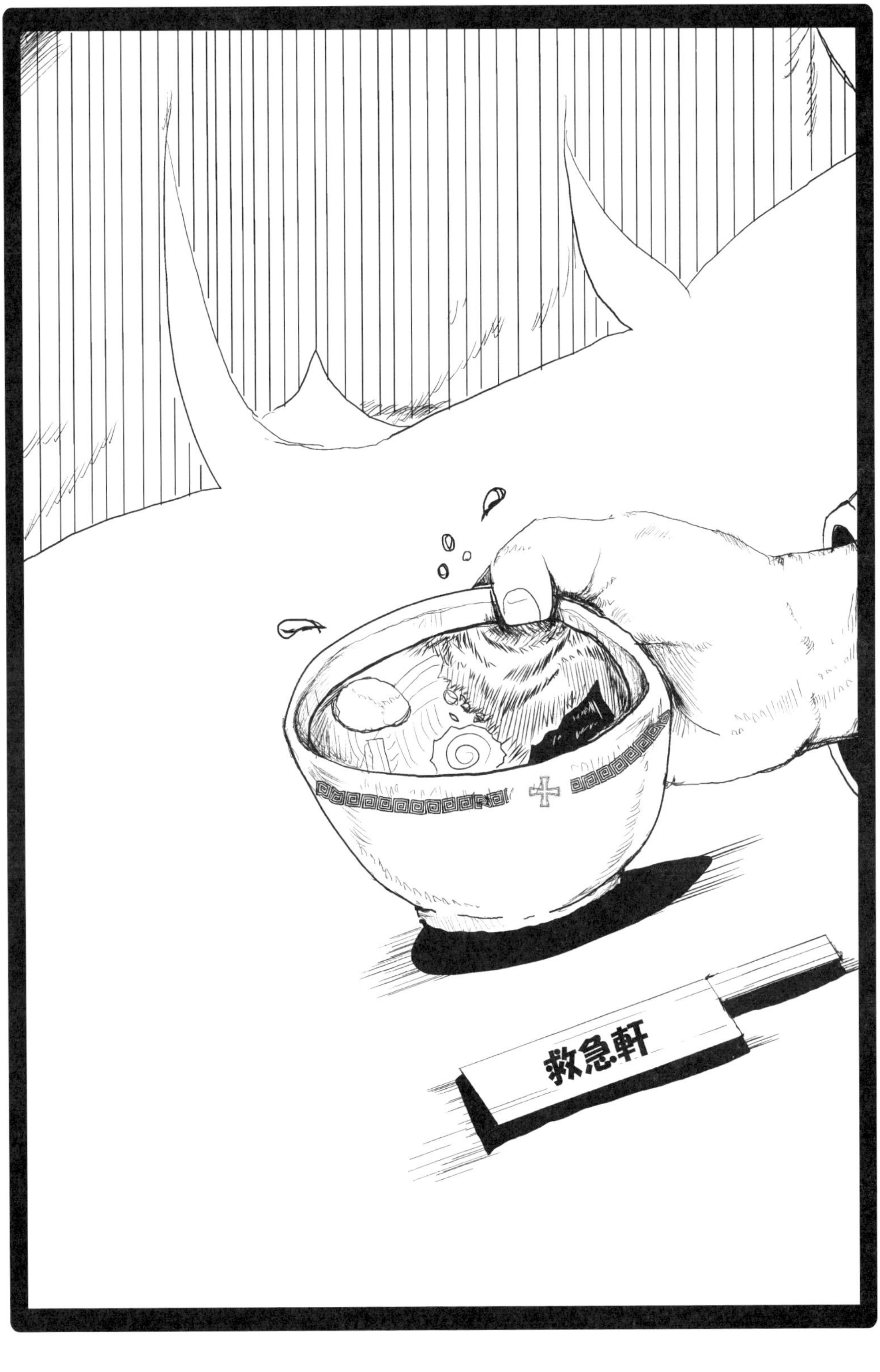

るわけではないですので、他動的な、ベッドサイドセラピーが主体となっていました。もちろん記憶にございませんが。

その早期リハの功罪につきましてはたびたび述べさせていただきましたが、改めて簡潔に。

良い点は覚醒後（意識が戻ったら）すぐにとりあえずの動作ができることです。良くなかった点は粗大な運動に特化してしまっていたことでした。

そんな入院でのリハビリテーションを経由して、ようやくの帰宅を果したら、次がやっと通所リハです。患者さんの状態によっては、在宅でのリハに移行する場合もあるのでしょうが、僕は幸いにも杖歩行ができるまでには入院中に指導していただいていましたので、セラピストさんが自宅に来ることは経験しませんでした。

【要旨】39

三　いろいろな施設

日本では多くの障害者のための施設が複雑に混在しており、また設備、人員ともに不足している。そうした設備や専門家を揃えるとき重要なのは障害者が「必要な期間、必要な施設に」とどまることである。

「万博のパビリオン」のように、とは古い表現ですが、僕もこの、めくるめくいろいろな施設行脚を経験しました。

入院中・退院後も含めて、流しのｓｙｏ－ガイシャとして医療福祉業界を放浪しましたが、先生の書かれる「双六のあがり＝社会」に帰るまでは、ほとんど十年、約八年の月日を費やしてしまいました。普通に過ごしていれば海外旅行のひとつやふたつ、恋の三つや四つは経験したかもしれなかった、文字通りの「失われた十年」でした。

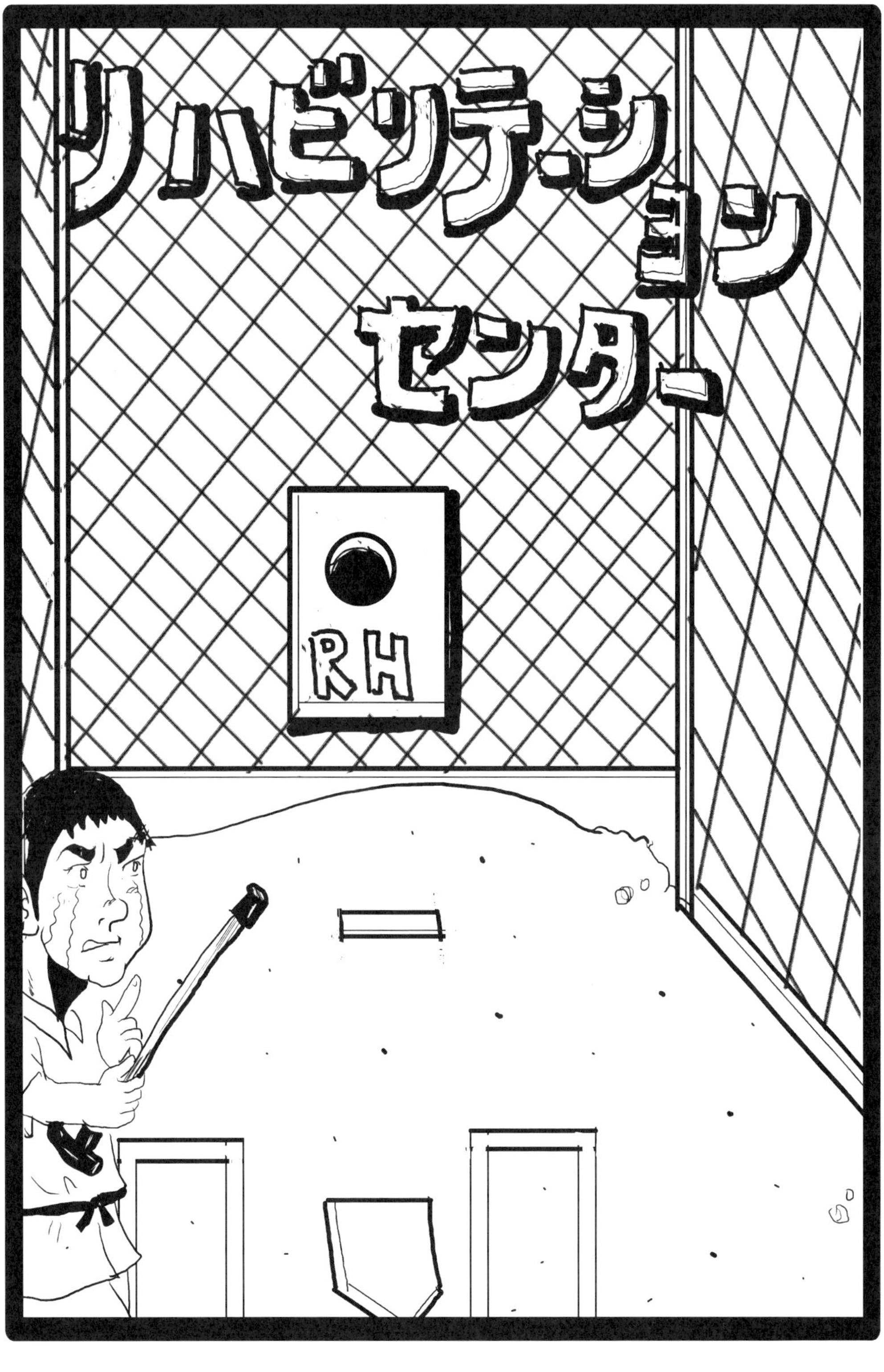

僕もこの、「リハビリテーション・センター」には回復期の始めから今現在もお世話になっています…

砂原先生の御視点の素晴らしさは「障害者」を十把一絡げにせずに、年齢や疾患別に考えていらっしゃるところです。「そんなの当たり前じゃん!」なんて言われてしまいそうですが、実際の現場はかなり大雑把なのでした。

三〇代でSAHを発症してしまった僕がまず強く感じたことは、社会に「受け皿が無いな」ということでした。高齢者ならいざ知らず、バリバリに働いて、ガンガン国税を納めるべき年代へのセーフティーネットのことなんてまるで想定されていないのでした。当時、同じ脳血管疾患の障害者仲間のおじさんにこう言われたことがあります。「(病気になるのが)二〇年早かったな!」

その時に思い出される方がいました。僕がまだ健康で老人施設に勤務していた時のことです。施設に入所されている女性の方で、特定疾患の方でしたので、介護保険を利用して老人施設にたどり着いた様子でした。まだお若い四~五〇代なのに、お年寄りと同じように、トイレもお風呂も処理されて、いつもはにかんだような苦笑いをされていらっしゃいましたが、きっと恥ずかしかったに違いありません。当時はどこかでそう思いつつも仕事に追われて実際的なケアのできなかった僕でしたが、同じ立場になって、やはり同じように高齢者の方々と同じハコで過ごさなければならなくなった時にいつもその方への申し訳なさを思い出していました。

そんな「混在」がきちんと交通整理されることを願います。

「障害」というとてつもなく大きなストレスを抱えて、ただでさえストレスへの耐性の下がっている人間に、ホッと一息つくことができる椅子を差し出すことができる世の中であってほしいと思います。

最後にそんな「いろいろな施設」の印象を述べます。

一文で表現すれば、「ニーズに合っていないのに成立している不思議な商売」でした。厳しい言い方かもしれませんが。

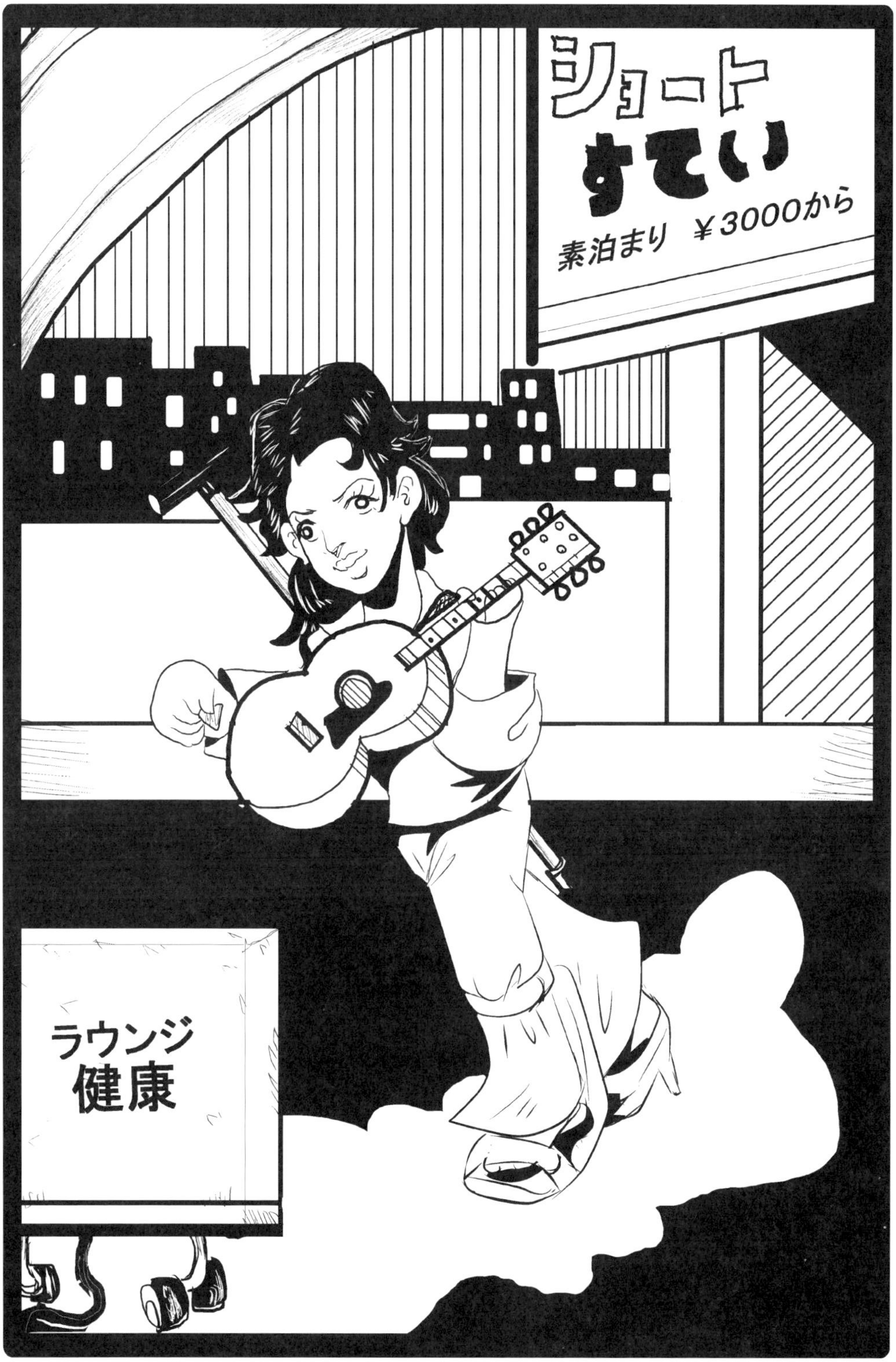
ショート
すてい
素泊まり ￥3000から
ラウンジ
健康

ｓｙｏーガイシャとして医療福祉業界を放浪しましたが…

【要旨】40
四　地域でのリハビリテーション
施設、病院はそこでしか行えない訓練や治療を必要とする障害者だけをとどめ、あとは地域社会でリハビリテーションを行うべきだろう。

リハビリテーションが「地域」に根差すことはとても大切です。何よりも肉体的な機能も低下している身ですので、通院や通所に使う体力がそうそう無いのです。これはある意味物理的な問題です。健康な方が何でもないと感じる負荷が障害者にはとても過酷な負荷であったりします。「男に女の気持ちなんて分からないわよ！」なんてセリフはよく耳にしますが、障害者も同じです。「果たして障害者にとってこれが幸福なのか？」と言われたイギリス人の方もそれに共感される砂原先生もお二人とも素敵です。

実は僕も前章の「籠編み」を地域でやらされた経験があります。施設の方には大変に申し訳ないですが、人生を浪費しただけの、何の益もない苦役でした。もちろん善意に基づいたプログラム提供であることは理解していますが、このイギリス人の方のような視点、疑問が持てるセンスであっていただきたいと思います。道行く無関係な方ならいざ知らずで、実際に現場を仕切っていらっしゃるプロのお立場ですので。

トライとエラーの繰り返しには耐えられますが、日常的で永続的なエラーの繰り返しでは患者の心が潰れてしまいます。そして、そんな地域密着型の福祉の難しいところは、通所する患者も、その地域の人間であるということです。どういうことかと言えば、施設周辺の地理や何かに長けていらっしゃるのです。つまりは、その気になれば、嫌になれば、どこにでも逃げられる、逃げ場がある、知った仲間もいるということです。どこか、交通手段を使った先の施設でしたら、家にいるようには過ごせないでしょうが。

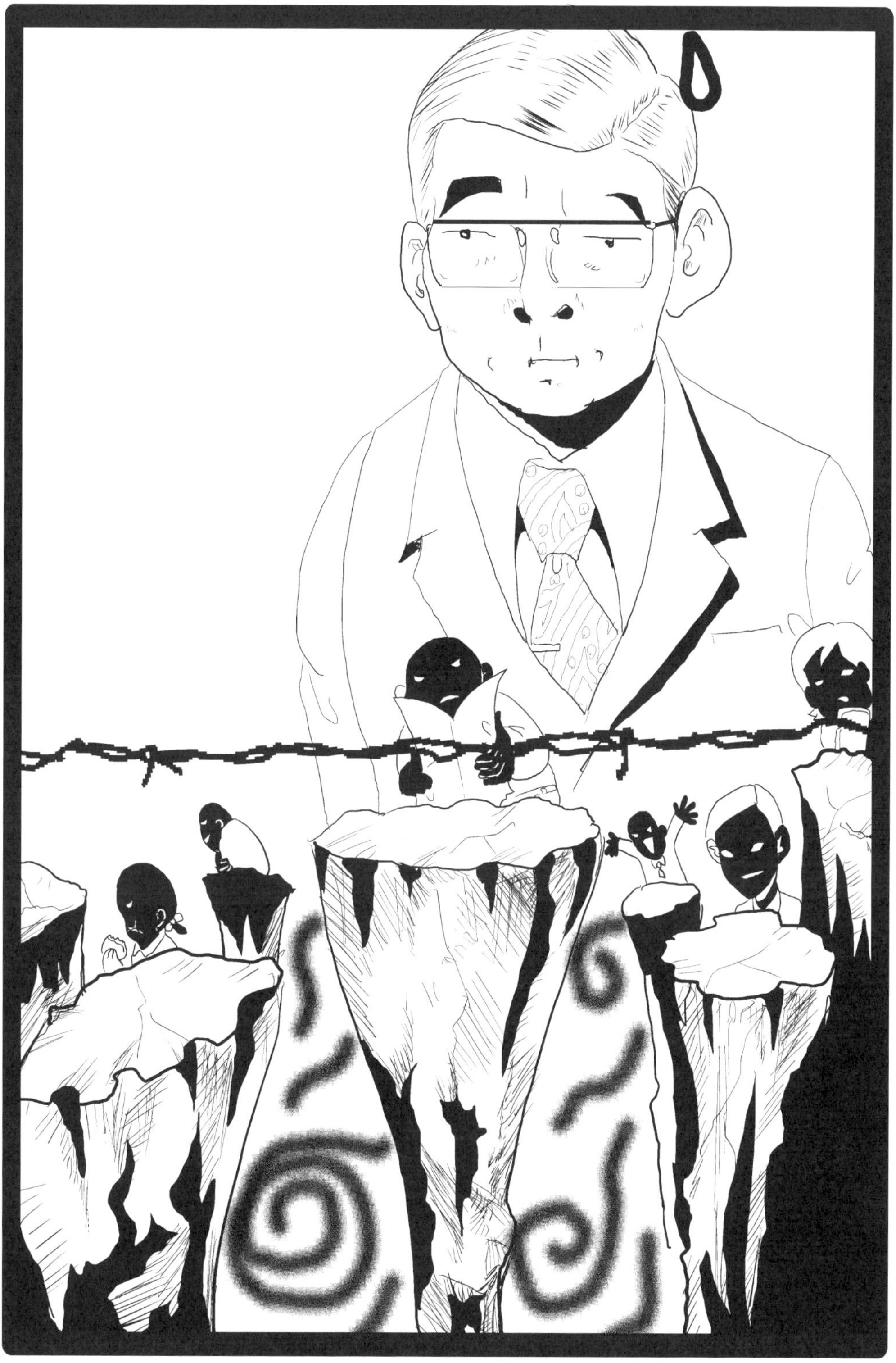

現代社会における「地域」とは…

地域に根差すことはある方には幸福であり、ある方には苦痛であり、またある方には転落への入り口であるようです。ですので全てを地域に包括して考えることは難しいようです。古い日本のような開かれた付き合いのある地域でしたらまた違う結末がありそうですが、現代社会における「地域」とは、温かな所属場所ではなく、閉じた自分を肯定して堂々とエゴを行使できる、なわばりに過ぎないのかもしれません。現代社会における「地域」の役割の変化をもし、砂原先生がご覧になったら、どんな言葉を生んでくださるのか思わずにはいられませんが、現在を生きる私たちの役目を先生の言葉を糧に見つめてみましょう。

組織化の利点・長所も十分に理解できるのですが、当事者の実感として、特にこういう分野では責任のたらい回しやタテ割り福祉による弊害の温床になることもありがちなようです。

【要旨】41

五　タテ割行政

リハビリテーションはあくまでも法律のワクの中で行なわれる。しかし日本では昔から行政の間で連携がとられていないタテ割行政の弱点を抱えている。さらに問題なのは、医学的リハビリテーションが行政の中に確固たる地位を築いていないことである。リハビリテーションの「振出し」からの混乱は行政においても同じといえる。

などと、素人頭で心配しておりましたら、やっぱりさすがの砂原先生です。

早速「タテ割行政」の文字が飛び込んできました！　心が躍ってしまいます。

そんな公的な方々と接して感じることは「皆さん箱庭だなぁ」ということです。

自分だけのお気に入りの箱庭をこしらえて、そこに留まる、同じような箱庭を持つ者同士で共感・承認し合う、その連続のようです。つまりは、冒険した経験も、ましてやドロップアウトした経験なんてまるでない方が多いようだなぁということです。そもそも、そういう生い立ち、パーソナリティ

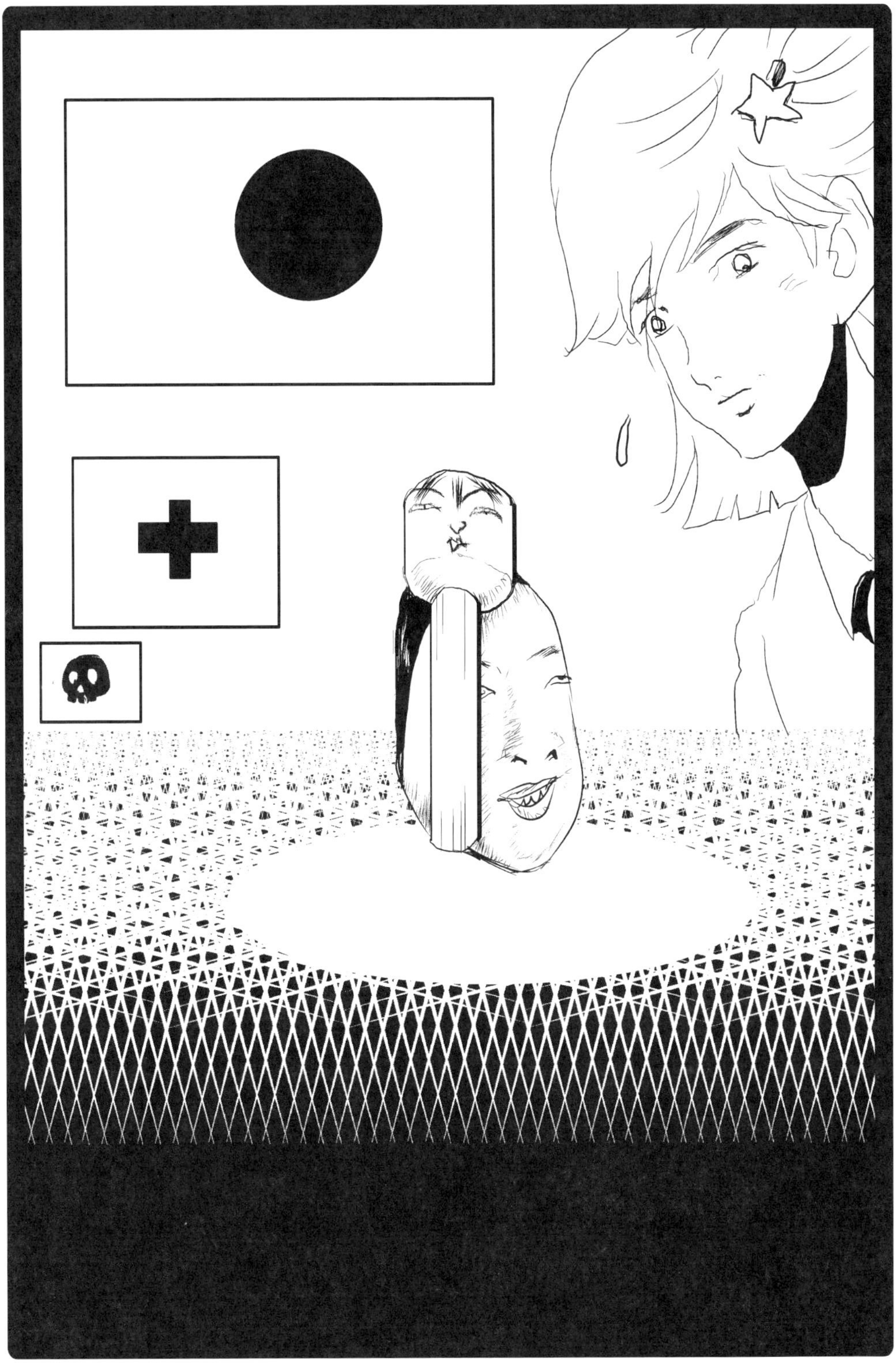

などと、素人頭で心配しておりましたら、やっぱりさすがの砂原先生です。早速「タテ割行政」の文字が…

だからこそ希望する職種なのかもしれませんが。

医療の方も行政の方もそれぞれに皆さんプロでいらっしゃるのに、先生が書かれている「混乱」が今も継続している様子なのはもったいないことです。

第六章 「人権の視座から」を読む

【要旨】42
一 二人の先覚者――高木と柏倉
　リハビリテーションという言葉自体が広まってからはまだ半世紀もたっていないが、しかしそれ以前に人権思想が認められなかったかというとそうではない。日本の障害問題の先覚者である高木憲次は、障害者の不幸と悲惨さ、そして社会政策や行政の面から障害に対策しなくてはならないと、彼が主唱した肢体不自由児療護園の設立趣意書で述べている。さらに日本初の肢体不自由児の療育施設である柏学園を開いた柏倉松蔵も、明確な人権思想を訴えた。

　あまりに聞き慣れてしまったこの「人権」という言葉ですが、そもそも「人権」とは何なのでしょう。特にこの、障害者問題における「人権」について足りない脳で考えてみたいと思います。ただ単に、「人権」という言葉だけでは、あまりに漠然としていますが、例えば第二次大戦中の日本や、武家社会、王政など、そんなファシズムやヒエラルキーの社会にもし今、自分の身が置かれていたなら、そんな圧力、窮屈さの中では、自由に生きてみたくなる欲求は容易に想像できそうです。
　そんな極端な状況でもなさそうな住みやすい現代社会なのに、どうして「障害者の人権」という言葉が使われるのでしょう。想像してみてください。

【要旨】43

二 人権宣言の系譜

基本的人権の思想は市民の国家に対する自由の権利から、生存の権利の主張へと変遷してきた。そんな中、少数者（minority）問題に関しては十八世紀には人種、性、宗教の問題が扱われ、十九世紀に婦人参政権も実現し始めた。しかし、障害者問題が人権回復の問題として考えられたのは第二次大戦以後であり、障害者の権利に関する宣言が国際連合から出されたのは一九七五年のことだった。

まず初めに救済の手が差し伸べられるのは、社会的に弱いとされる、女性や子どもに対してであることは当然ですが、もう一歩踏み込んで考えてみましょう。ではどうして、女性や子どもが「守られるべき弱者」とされるのでしょうか。

それは身体の大きさや、機能、筋肉量において成人男性よりも「弱い」からですね。特に「子ども」はこれからの社会を作っていく未来ある存在でもあります。

女性が男性プロレスラー並みに強くたくましくなることは難しいですし、出産をしなければいけない場合もあります。子どもが弱者から卒業するためには長い年月をかけた発達、成長が必要です。

そんな弱い立場の女性や子どもを守ることは社会の当然の義務ですが、ここに障害者問題の難しさがあるように思います。

本来、強いはずの成人男性（例えばおっさん）が、人生の途上で弱者に変化することはあり得ない（と強く信じられている）のです。それを容認するためには強烈な理由づけが必要です。それが過去においては「戦争」でした。しかし、現代の日本においてはそんな、誰もが共感、想像できる巨大な不幸は存在しないのです。

もし成人男性が、病気や事故でｓｙｏーガイシャになってしまったとしても、「運が悪かった」・

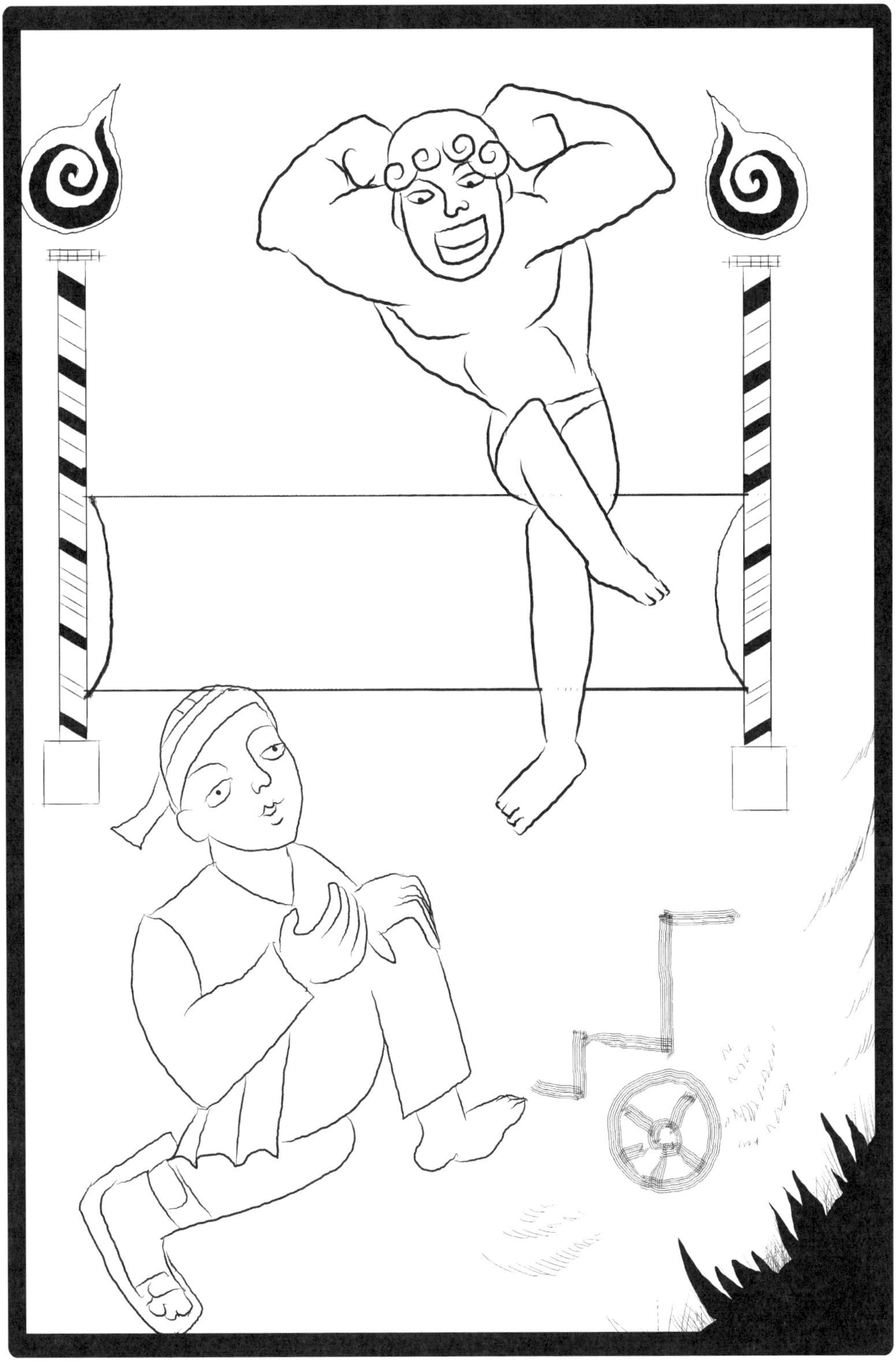

あまりに聞き慣れてしまったこの「人権」という言葉ですが…

「日頃の不摂生が祟った、自業自得だ」なんてことになりがちですし、逆に反面教師にされてしまうことだってありそうです。

でも、考えてみてください。生来の子どもや女性がそうであるように障害者も、肉体的（解剖生理的）に弱い存在なのです。

みんながみんな横並びの一列で人生を進めることはできません。

それぞれに一人ずつの存在だからこそ「人権」という言葉が生まれたのだと思います。

【要旨】44

三　差別の克服

リハビリテーションは身体的・経済的能力の回復だけではなく、多様な価値観をもった障害者が社会にまじり、非障害者と人類社会を形成し進歩させる「正常化」を目指さなくてはならない。

何も障害者でなくても、健康な方でも形態的な違いというのは大きな恐怖のようです。それは美容整形などの広告の氾濫を見ても明らかなように感じます。

ほうれい線も、しわもたるみも、歳を重ねれば当然の自然な流れですのに、お金をかけてでも、痛みに耐えてでも、ベストな容姿でありたいようです。それはどうしてなのでしょう。

昔から加齢変化への不安はイコール「死」への恐怖とされてきましたが、僕はあまりそうは思いません。

多分そんな未来に対する漠然とした恐怖よりも、今目の前にある恐怖=見た目の違いによる「差別」をされる恐ろしさの方が勝るのでしょう。しかも、年齢よりも若い容姿でいられたら、年相応の容姿の方への優越感、つまりは差別意識を行使することもできるようになります。

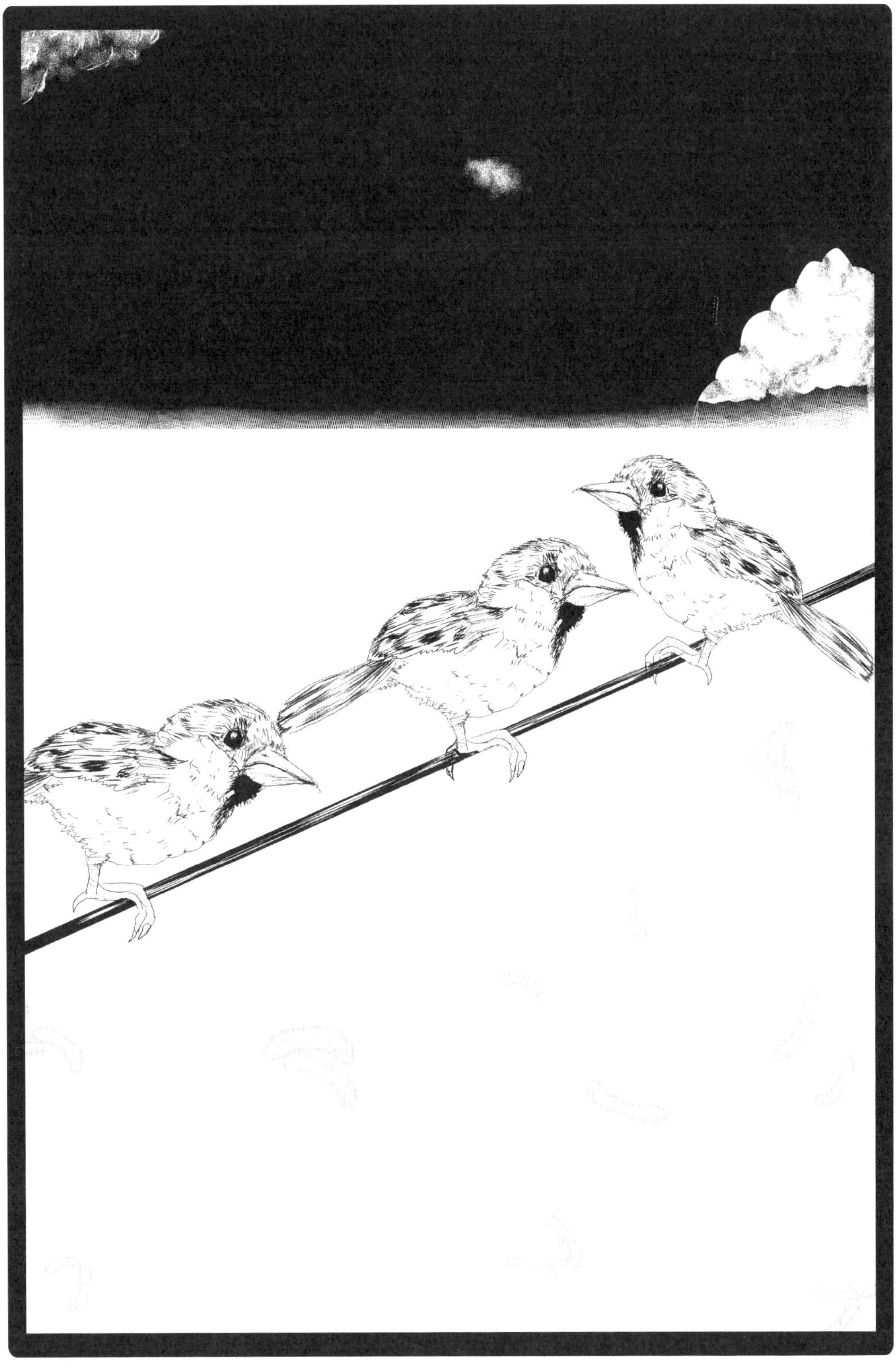

まず初めに救済の手が差し伸べられるのは…

「永遠であることをあまりに望む、信じて疑わない」方の多い社会において、誰もがいつ障害者になるとも限らないのにと、言える砂原先生です。

障害者と、非障害者の交じった社会の形成と進歩を、ただ賛美するのではなく「正常」であると結ばれていらっしゃいますことは先生からの大きな投げかけであるように感じます。

【要旨】45

四　隔離と統合

障害者を一般市民と区別せずに人間社会に統合すること、それが障害者の人権を尊重するということである。そのためには、障害問題を障害者の痛みだけではなく人類社会そのものの痛みとして捉え、受け止めなくてはならない。障害者の人権問題は、すべての人間にとっての人権問題なのである。

表面的な見せかけの違いが本質の違いであるとは限らないと先生が述べてくださっていることは障害者にとっての大きな励ましでもあります。とかく、「守ってもらっている」「迷惑をかけている」、そんな存在でないと社会的に認知されないことも多い障害者ですので、いつでも（心は）清く・正しく美しく（身体は）弱く劣るがモットーでなければなりません。それは障害者スポーツの選手でも同じです。「車椅子なのにスゴイね」・「頑張って偉いね」でなければ、元々曖昧だった健康と障害の境界線が消えてしまうのです。

でも、そんな誰もが喜ぶ美談の主人公である必要はないのです。ありのまま、存在するままが、まずは何よりのギフトであることをもう一度知りましょう。

障害者を一ヵ所に集めて、医療や福祉の名の元に社会から隔離することには、僕も当事者としてずっと疑問を抱いていました。そんな疑問を以前、ある尊敬するリハドクターの先生に打ち明けてみ

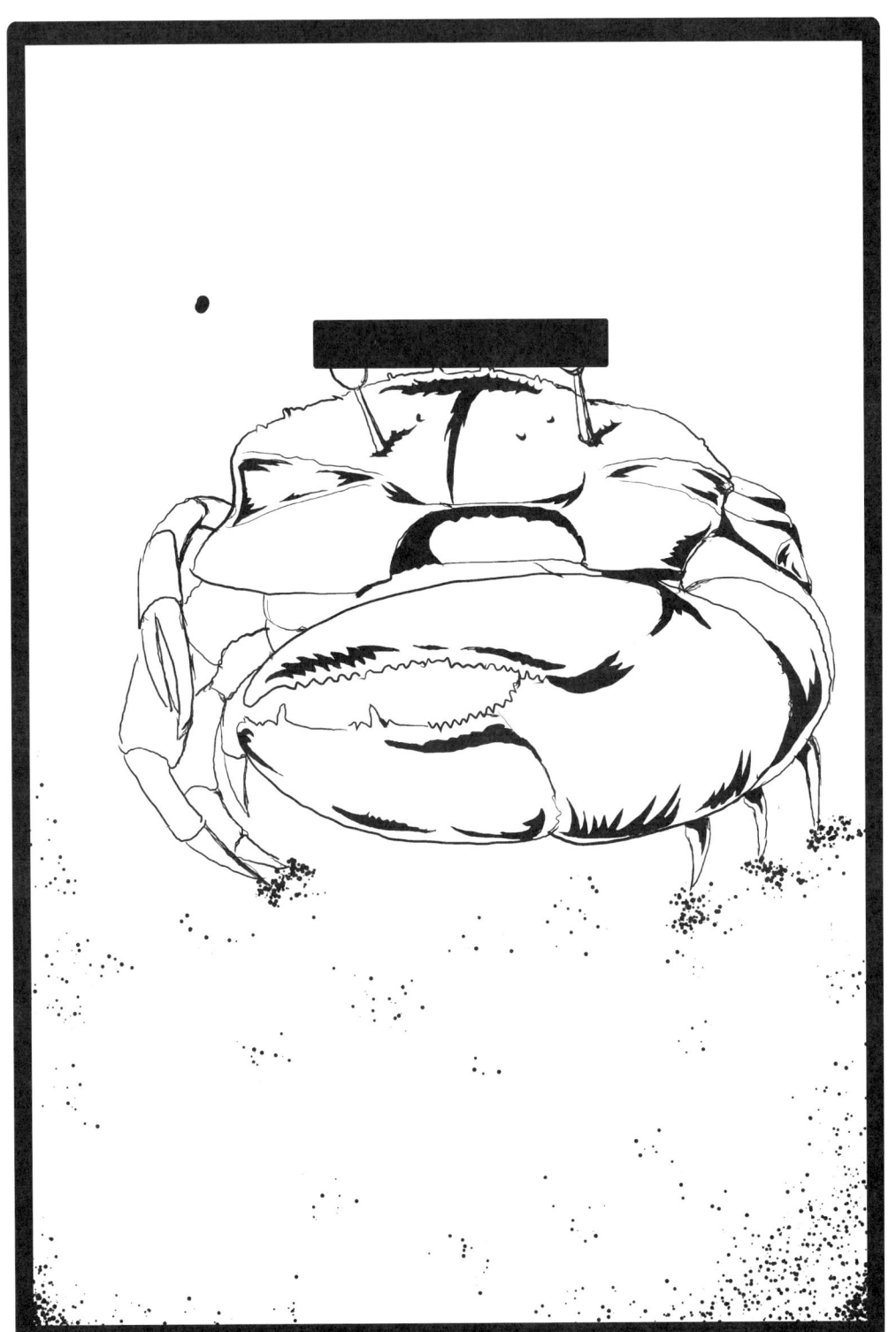

何も障害者でなくても、健康な方でも形態的な違いというのは大きな恐怖のようです…

たことがあります。

その先生いわく「(皮肉も込めて) 経済効率だよ」とのことでした。

たしかにまとめて面倒みた方が人件費その他のコストも時間の節約にもなりそうです。

とかく「別枠」に入れられがちな障害者ですが、そんな障害者を「人類社会全体の痛み」と言える先生は素晴らしいです。でも、先生をあまりに崇高に神棚に上げるようなことはしてはいけないように思います。現場主義な砂原先生はそんな聖人君子でいることを望んでいらっしゃらないように本を読んで思いました。もっとシンプルな当たり前の「共感力」を述べられているようです。以前、「ブロークンウィンドウ」という理論がもてはやされた時代がありました。どういう説かと言えば、(店舗などの) 割られた窓ガラスを放置しておくと、さらなる犯罪の増加、治安の悪化につながるという話です。砂原先生も同じく、障害者の人権という小さな問題を放置すれば、すべての人間の人権の危険へとつながっていくと懸念されているのです。

【要旨】46
五 障害者運動
障害者自身が権利を主張し、障害者同士で互助・連携するための団体や、障害者の家族の団体も数多く結成されている。

障害の入り口に立ったばかりの方を、障害者がぴあサポートすることはとても大切です。同じ経験を通してのみ理解できることも多い世界ですので。

何においても、プラスとマイナス、陰と陽は存在するものですが、この、障害者の互助も同様のようです。勇気付けられ、励まされるケースがある反面、痛みの共有が社会への敵視や憎悪となるケースもあるようでした。かと言って、先生も述べられている障害経験のない、第三者による代弁は容易

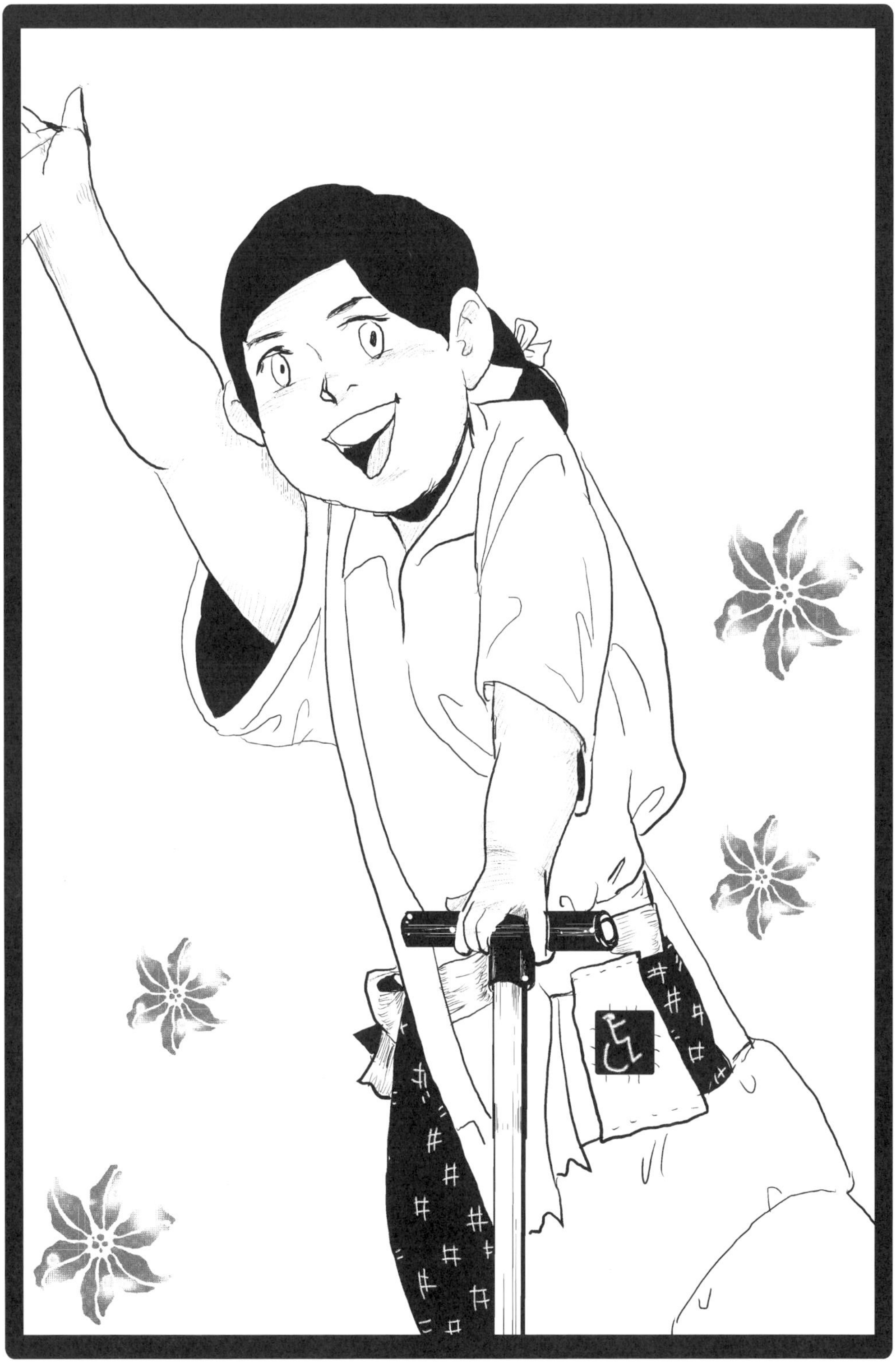

表面的な見せかけの違いが本質の違いであるとは限らないと先生が述べてくださっていることは…

ではありません。では何から、どこから始めればいいのでしょう。

当事者に向けられている「障害者」という異質なものへのまなざしをまずは、当事者本人が受け入れて、syoーガイシャとして生きる決意をすることが重要です。そしてその上で、最終的には「障害者」であることを当事者自らが手放さなければなりません。もちろん、「障害者」であることは自分自身を構成する欠かせない要素ですし、自分であることの証明でもあります。でも最後には障害者も非障害者も、「障害があること」を忘れられることが社会の理想のように思います。互いのささやかな自尊心のために、そこに甘える、売りにすることを止めなければ未来は生まれません。

「障害」が自分よりも先に立つのではなくて、まず自分が存在することが優先です。おまけ付きのお菓子を買って、おまけだけポケットにしまって、本来の主体であるお菓子を食べずに捨てるようなことになってはいけないのです。

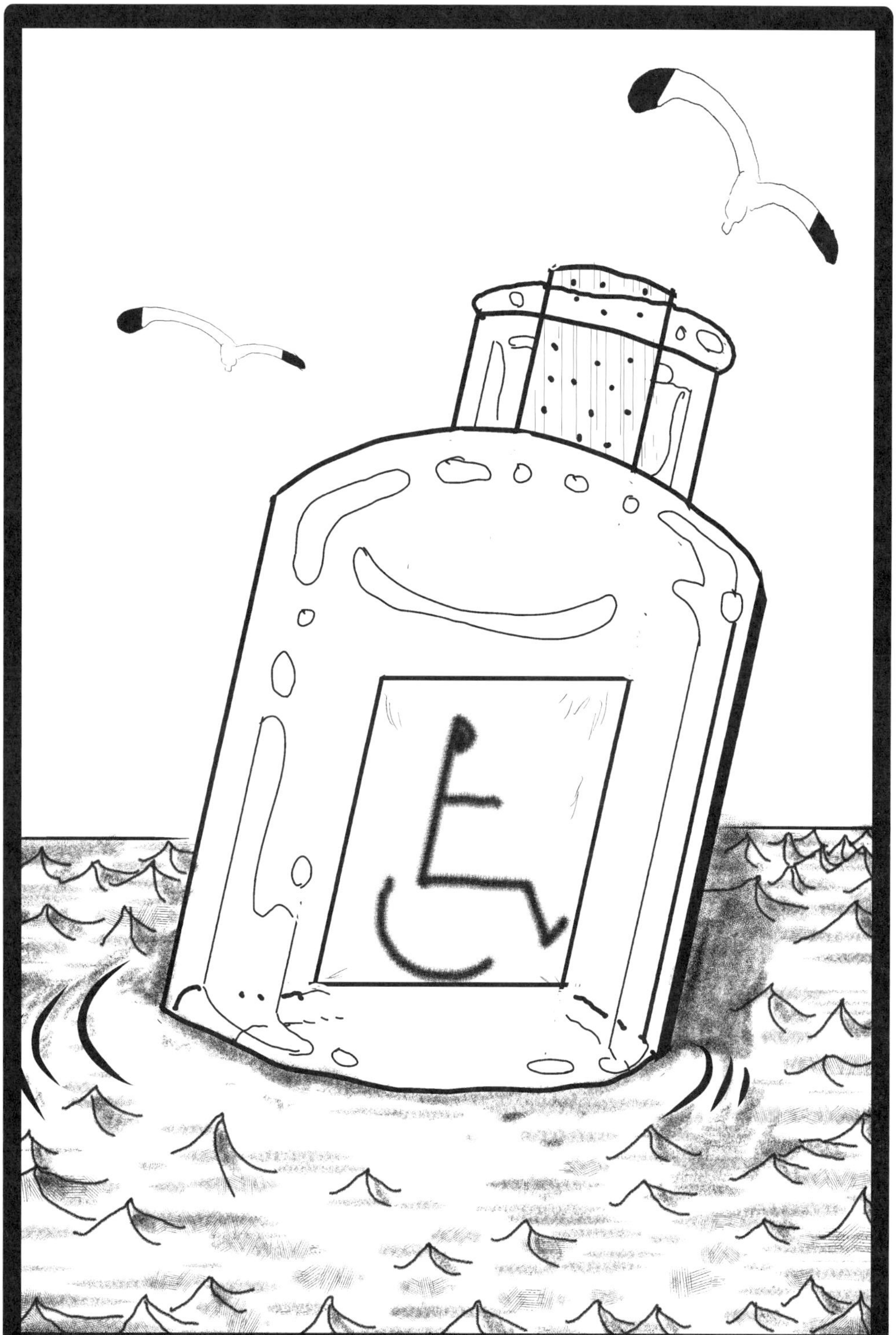

障害の入り口に立ったばかりの方を…

第七章 「問い返される理念」を読む

【要旨】47
一 技術の限界と思想の拡がり
かつての医療は命さえ助かればそれでよかったが、リハビリテーション医学の技術進歩は「存在する」人間から「生産する」人間へと医学の目標を変えた。それはアメリカ流にいえば「納税者」になるということだった。しかしこうした技術の進歩の一方で、植物状態になったままの人がいることにふれないのは許されない。

先生の挙げられる「技術の限界」とは、「イマジネーションの限界」なのかもしれません。つまりは、もうこれ以上は、障害者に共感できない、肩入れできないという、互いのコミュニケーションの飽和点を迎えているのかもしれないのです。

そんな「点」を再び「線」として引き始めるためには、お互いに新しい材料を持ち寄る必要がありそうです。「ネクタイを締めたから」・「スーツを着たから」＝社会復帰なのではありません。それはただの「汽笛」、旅の始まりの合図に過ぎないのです。障害も健康もなく、社会全体がより良い旅をこれからも続けていくためには小さなチームは解体しましょう。我々は唯一「人間である」ことにのみ所属している仲間なのです。猫と人間の違いよりも、はるかに同一な存在である者同士が対立することに意味はありません。

文末の方で先生が触れられている「資本主義的」な論理展開ですが、もし寝たきりの植物状態であったとしても、金銭換算できる生産活動は停止しているのだとしても、薬剤その他、「消費」はしています。被治療者として生き続けていることは、寝たきり障害者達の無言の生産活動なのです。
　植物は酸素を生み出し多くの実りをもたらします。ただ眠っているだけのように、周囲の目には映るのだとしても、その方が生きて存在するだけで、その方の周囲で動き回る方々に実りの種は蒔かれているはずです。健康であっても、誰もその方のことを考えない、思わない、思い出さない人間でいるより、植物のようにただそこに存在し生きているだけで思い浮かべてもらえる方がはるかに幸福であるのかもしれません。

【要旨】48
二　アメリカのＩＬ運動
　一九六二年にアメリカでＩＬ（independent living－自立生活）運動が起こり、以来アメリカのリハビリテーションは大きく変わった。ＩＬ運動の基本的な主張は、障害問題の主体はリハビリテーション専門家ではなく障害者自身であり、改善しなければならないのは障害者ではなく環境であり、従来のリハビリテーションの過程であるというものだ。

　ＩＬの思想をそのまま我がニッポンに持ち込むことは文化的な背景の違いから難しいように思います。それは度々触れています、縦思考によるものです。僕も一時期、家族の都合から、ヘルパーを利用した経験があります。そもそも、生活動作全般は障害者であっても自立していたのですが。「高次脳機能障害」という、見えない障害への不安からむりやりあてがわれた格好でした。利用当時は、リハビリテーションコミック制作に向けた障害との闘いの日々でしたので、正直他人に関わられる時間的な余裕はなかったのですが。
　たった一時間のヘルパーの訪宅のために事前に在宅しておかねばならない制約も嫌でしたし、家事全般は元々得意でしたので、障害者になってもヘルプの必要はありませんでした。しぶしぶ受け入れた同性のヘルパーさんは五分おきに僕の記録を付けたり、ブラザー＆シスター的文化の欧米とは違被治療者として生き続けていることは、寝たきり障害者達の無言の生産活動なのです…

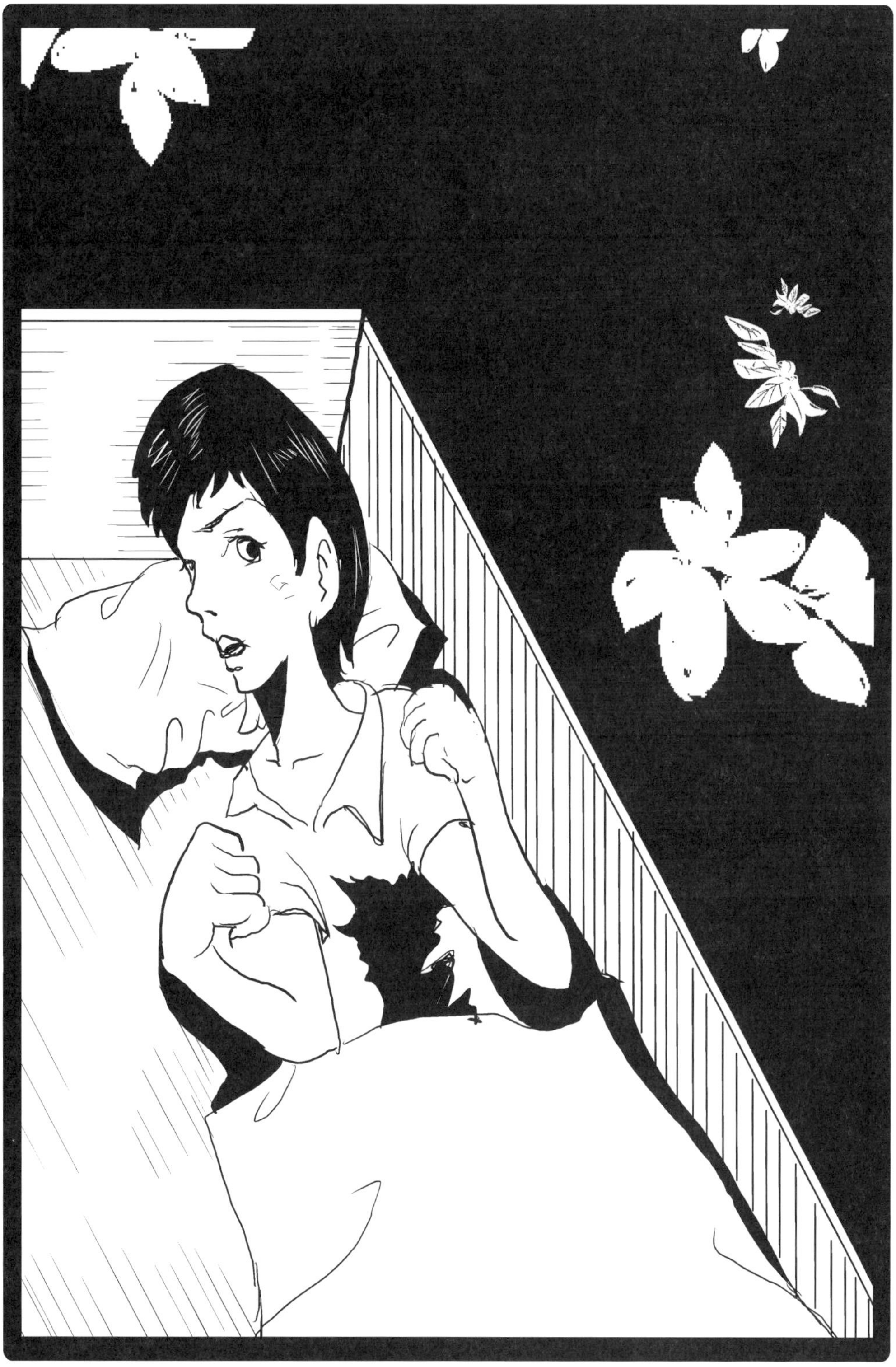

い、自分と同世代で障害者になっている僕を憐れむ言動をされたりで心から閉口してしまいました。書かれているような一五分のヘルプというようないい距離感を作ることは難しいように思います。福祉サービスに拘束されることも人生の浪費ですが、喪失した機能をいつまでも追い求めることも人生を無駄にしています。特に障害が重い場合は自力を追及することは、より困難でしょう。

家族の不安や心配も尽きることはないでしょうし、それなら何から手をつけましょう。僕はコミック制作時は、ずっと過去の自分を追い求めていました。もうその機能はありませんのにです。広い家からすごく狭い家に引っ越したとしたら、多分、家具を減らしたり、全体的なサイズダウンをすると思うのです、新しい家に合うようにです。そこにリハビリテーション、特に作業療法士の役割があるように思います。工夫や改善が必要なことの選別（身体機能も家財道具もです）を専門家の目線でコーディネートするのです。でも、そんな場面においても決して「他動的」であってはなりません。セラピストの考えを押し付けるのではなく、障害者自身の考えをあくまでも尊重しなければなりません。意思を表出できない方であればなおさらセラピスト自身のセンスと技術が求められます。福祉は受ける側の意識改革も必要ですが、一番には提供する側の意識改革の方が優先的に進められなければなりません。

【要旨】49
三　ＩＬとリハビリテーション技術
ＩＬはリハビリテーションの理念の大きな革命であり、ＩＬとリハビリテーション医学の調和・バランス、そして統合がこれから重要な課題になってくるだろう。

僕も医療技術者の介入が不必要だとは決して思いません。

もっと、大学の医学部主導のリハビリテーションが展開されてもいいのではないかと思っているほ決して「他動的」であってはなりません。セラピストの考えを押し付けるのではなく、障害者自身の考えをあくまで尊重しなければなりません…

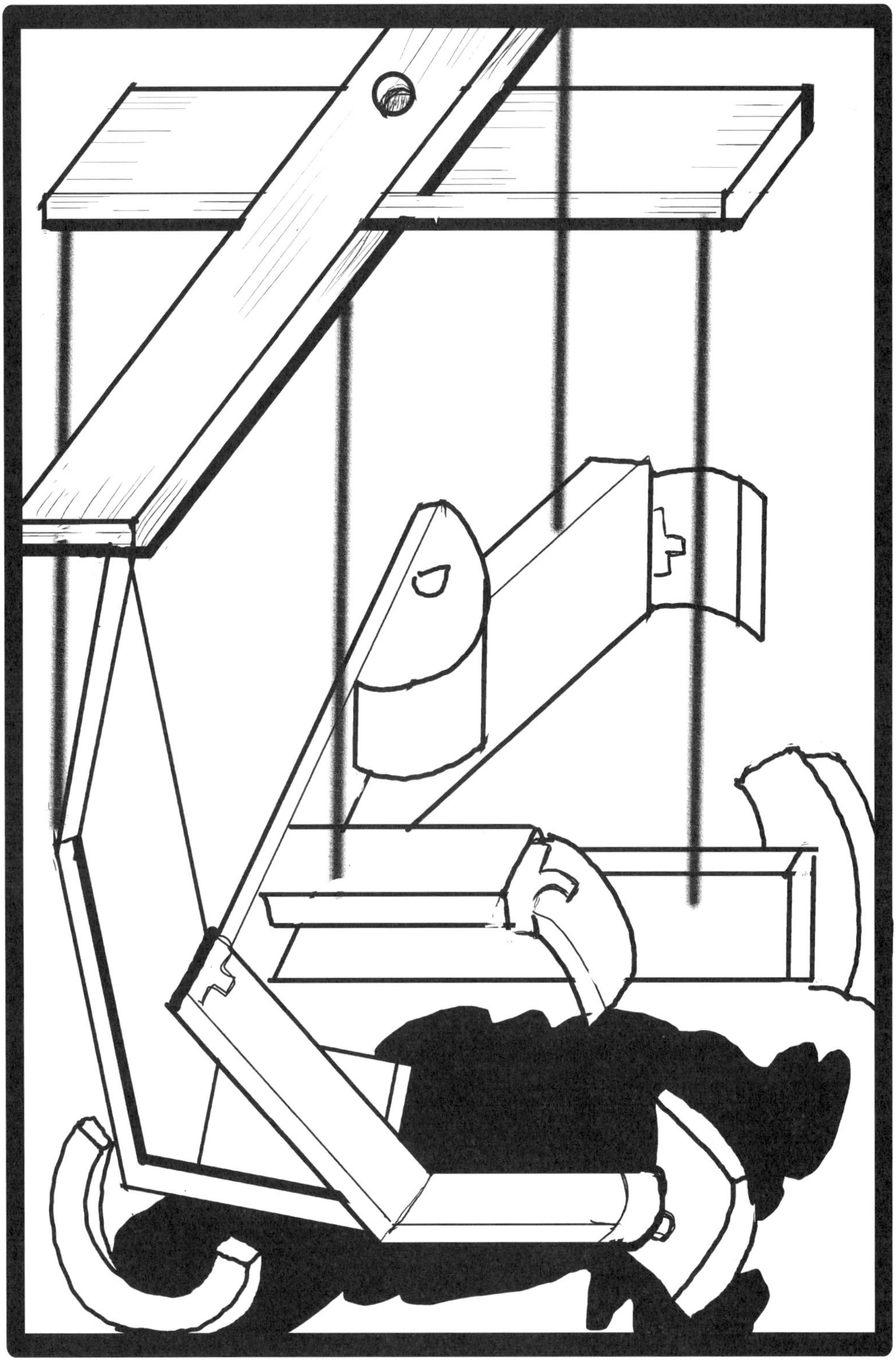

どです。さらなる社会の統合、教育機関と企業（産業）と医療（臨床）の三位一体で進捗してもいいのではないだろうかなんてぐらいに、個人的には考えているｓｙｏーガイシャです。

ＩＬは多分、当時盛んだった、学生運動のムードが医療や福祉の世界にまで波及したものであるように思います。なので、権利主張や、自立、対立が顕著になっているのではないでしょうか。現代の日本においてはバリケードを築いている大学も見ませんし、機動隊が大学に突入したなんてニュースも聞きません。ＩＬのいい部分、現代でも共有できる部分は受けて、ムーブメントの本体そのものはもう過去のものと考えていいように思います。僕ら障害者は社会の実像そのものが多様な存在であるということを共有できればいいと考えているに過ぎません。

これは個人的なセンスですが、激しく闘う学生運動よりも向けられた銃口に花を挿すフラワームーブメントの方が僕は好きです。

【要旨】 50

四「すること」と「あること」

「訓練による成功」にとらわれていたリハビリテーションを出発点に戻し、重度障害者にも社会参加への道を開いたのはＩＬ運動の大きな功績だった。しかし、それでも社会参加不可能な、植物状態やそれに近い重度な障害者が存在する。こうした人が自らの生きがいを感じるためには、価値観の大きな転換が必要だろう。私たちはこうした地点からリハビリテーションをもう一度振り返らなくてはならないだろう。

そもそも、つい数か月か数年前まで昏睡や危篤だった人間がそうそう無傷で生還できるわけがありません。そんな生還者に対して、死のボーダーラインに触れたこともないような人間が、健康な自分達と同じように生きることを求めるのはエゴイスティックな暴力なのかもしれないのです。それを社会復帰だ、リハビリテーションだと言葉を与えて現状を肯定することは止めましょう。

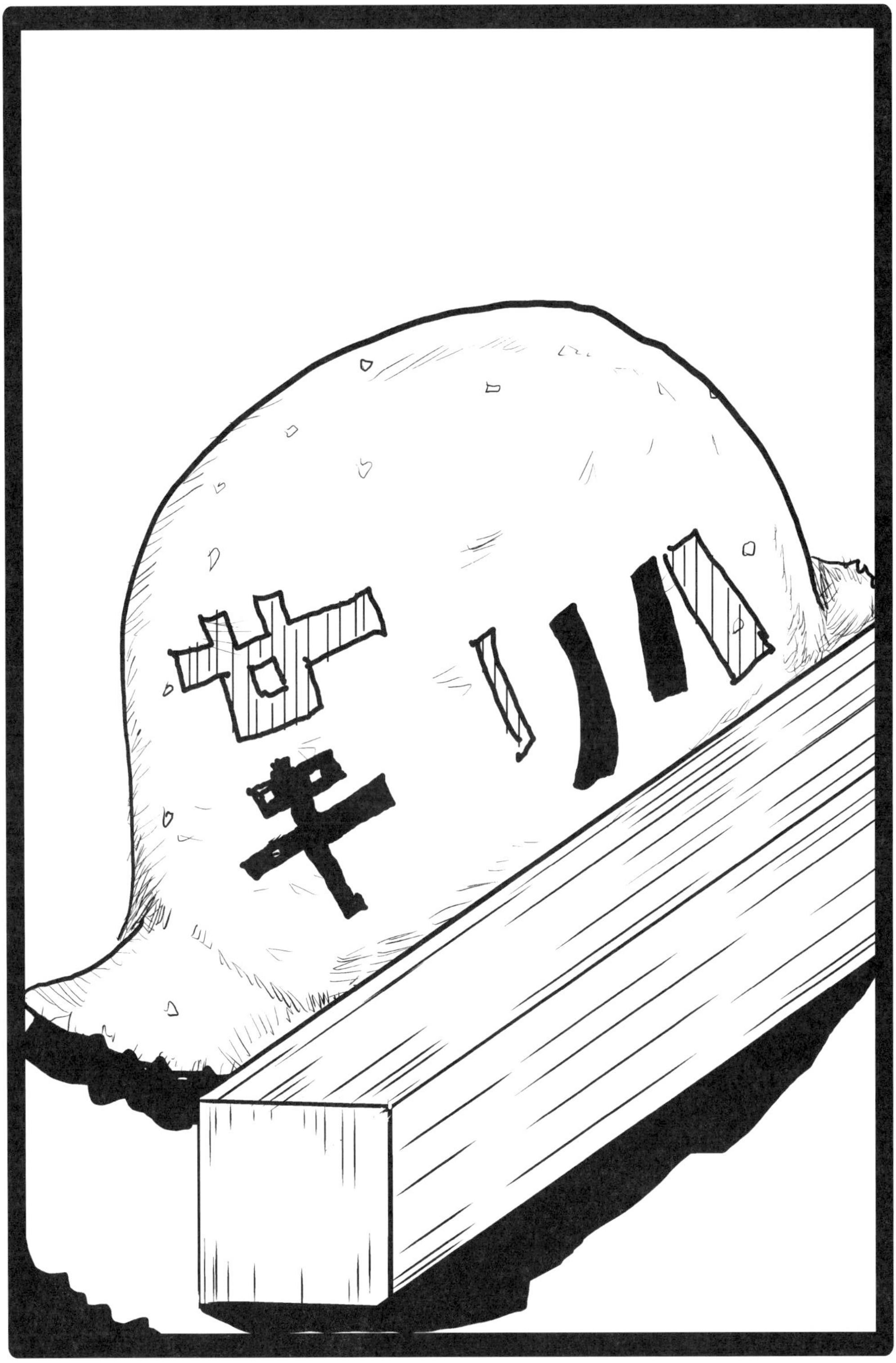

ILは多分、当時盛んだった、学生運動のムードが医療や福祉の世界にまで波及したものであるように思います…

立ち止まって振り返ることも時には必要です。軍隊のように常に前進、行軍を続けなければならないわけではないのですから。

過去においては密接だったのに、もう現在は無関係というよりも、存在そのものがもうなくなってしまった方のことを少し思い浮かべてください。過去の時間軸においてその方と時間や空間や感情を共有した思い出はきっと、現在を生きるあなたにとって、大切な財産だと思います。

反面、こうも感じませんか。例えば、美しい景色を見た時、美味しい食事をとった時、あぁ、（もう今はいないその方を思い浮かべて）一緒に過ごせたらもっと嬉しいだろうにと。

そうなんです。何かをしたり、させたり、してもらったりすることが人間存在のすべてではないのです。

ただ、呼吸して鼓動してくれているだけで、十分なのです。それが生きる意味です。周囲が救命以上のものを求めるから当事者にとっての救命が苦痛や苦難の種になるのです。

反面、こうも感じませんか…

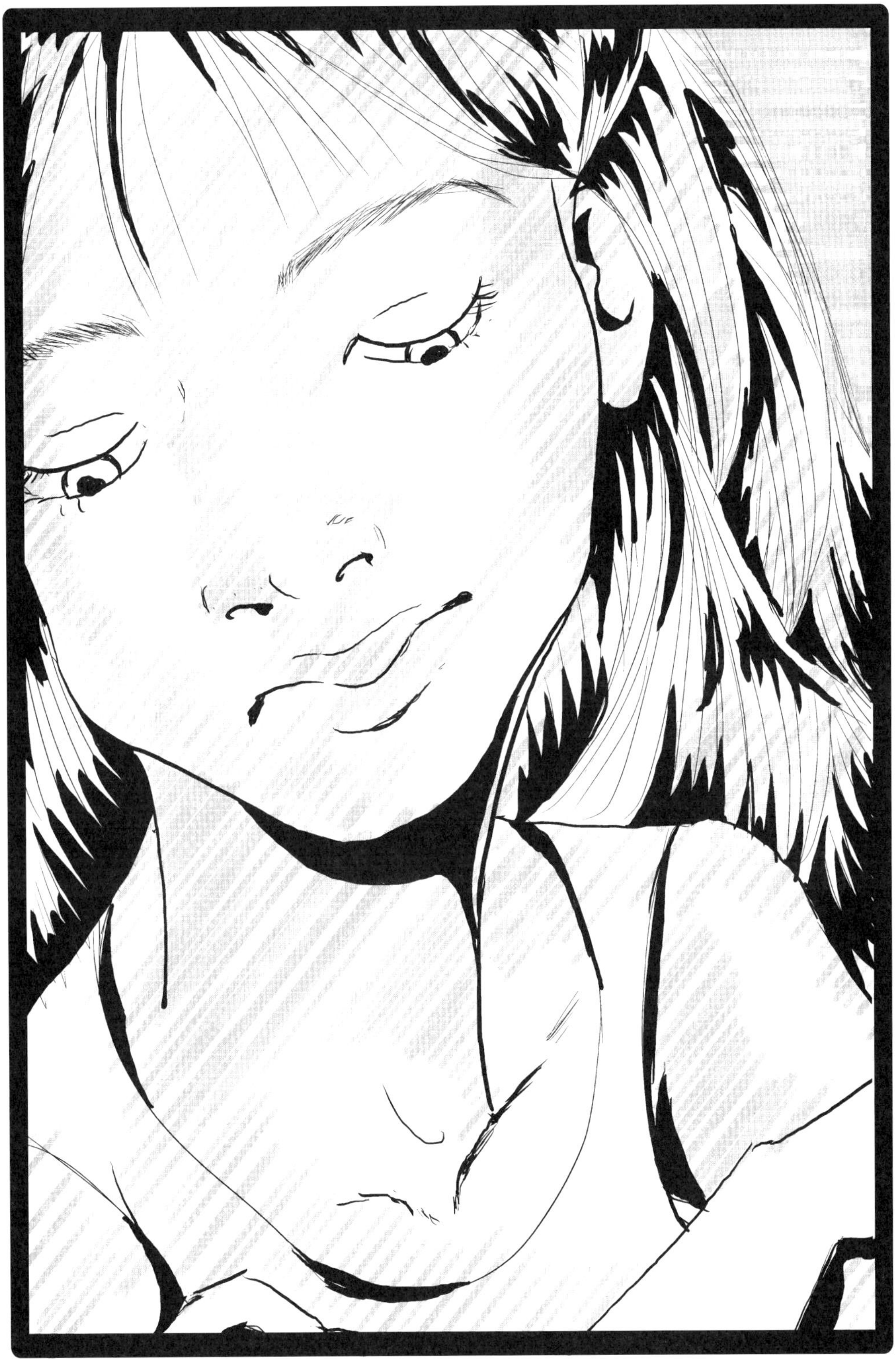

第八章

「むすび」を読む

【要旨】51

今までの内容を振り返ったうえで、日本のリハビリテーションの現状をみると、技術の普及もまだ不十分であり、サービスも社会的に成熟しておらず、医学界に理念が定着しているとも思えない。今はその未熟さに対して反省が必要な段階だといえる。そして今後リハビリテーションは臨床医学の目標とされなくてはならない以上、その基本的理念への一層の探求が必要だろう。リハビリテーションとは何であるか、何であるべきかと問うことは、医学・医療とは何であるか、そして人間とは何であるかを問うことであるはずだからである。

砂原先生と共に足りない頭で考えたリハビリテーションの思索小旅行でしたが、51番目の札所でひとまず旅も終わりです。砂原先生改めて素晴らしい本をありがとうございました！

きっとこれから先の未来においても先生の書かれた『リハビリテーション』は読み継がれ、受け継がれていくものと思います。

最後になりますが、人間が考え過ぎる葦であるならば、何も考えずにただ、生きていることを素直に感じられる葦である方がいいように思います。

夜空に輝く月を指さす指に気を取られてしまうのなら、あなたはその指の先にある月の輝きを見失ってしまうことになるでしょう。

夜空に輝く月を…

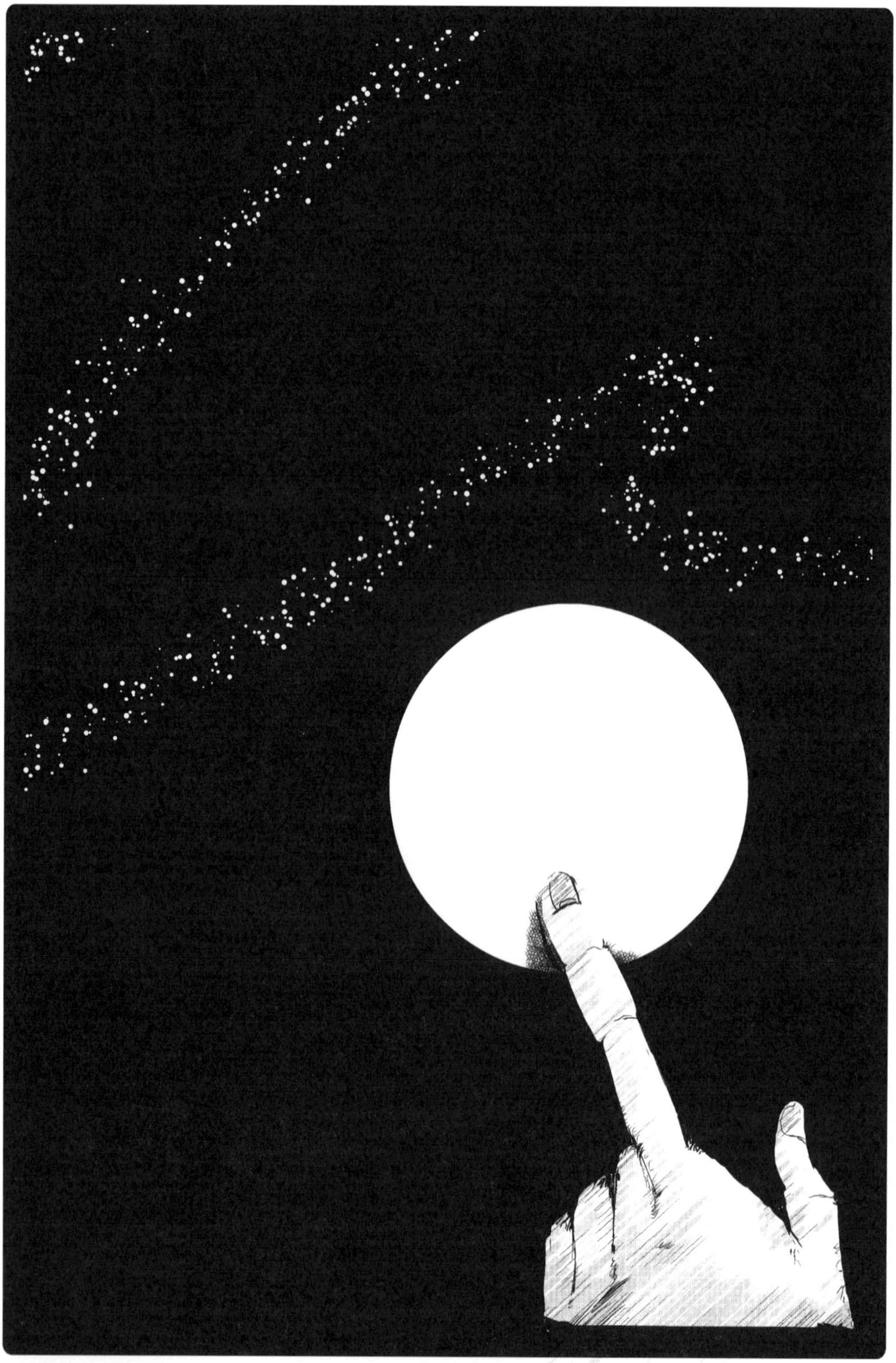

【オマケ】

足りない頭皮と汚れた人工骨の結末です。

足りない皮膚は「移植」という方法も考慮されましたが、結局「エキスパンダー」という手術法をすることになりました。この言葉を聞いて、筋トレマシーンを連想される方は古い世代です。

これは、頭皮の下にゴム風船を埋め込んで、数か月の間、その風船に生理食塩水を注射し続けるのです。水が溜まった風船は当然膨らみます。僕の頭もSFかギャグのように風船のおかげでしばらく尖がっていました。そんな「トンガリ頭」のまま待つこと数か月。頃合いを見て風船を皮下から抜きます。トンガリは無くなりますが、トンガってた分だけ、皮膚がセーターのようにのびてしまうのでした。そんなたるんだ頭皮を利用して無事頭蓋形成術も終了。僕の頭は、ハゲもなく髪の毛フサフサでうまく閉じられました。もちろん汚染されていた人工骨は清潔な新品と交換してもらいました。そして外した古い人工骨はどうなったかと言いますと…。

キレイに消毒されて、我が母校に遺贈しました。解剖学の座学で使っていただけるそうです。そんなおかしなリサイクルをした僕の骨です。

生還した人間が漫画やこうしてエッセイを出版させていただけることもある意味リサイクルですね。

骨も漫画も使っていただけることが何よりの幸福なのでした。

皆さまありがとうございます。

そんな思ってもいなかった展開を生きている現在です。

[著者プロフィール]

まんがくん

1970年（昭和45年）、福岡県生まれ。

本名、藤田貴史（ふじた たかふみ）。

2002年、第13回「MANGA OPEN（講談社『モーニング』漫画新人賞）」において、自作「ミーマフ」が一次選考通過作品となったことから、漫画家生活が始まる。2004年～「桜だ！ハリー」、2012年～「どんこちゃん」等。

漫画連載の一方で医療福祉職に従事するも、2007年、脳動脈瘤破裂により立場が逆転。被治療者となる。

現在は、神奈川大学在学時より住み慣れた横浜で、自身の経験と特性をフル稼働させ、年齢、性別、障害のあるなしにかかわらず楽しく生きられる社会をライフワークとし、障害と共存する漫画家として活動中。

趣味は、ブルースギターと残り物創作パスタ。

リハビリテーション・エッセイ
砂原茂一さんの『リハビリテーション』を読む
遠いビジョンを読み直す

二〇一六年三月三十一日 第一刷発行©

著　者　藤田貴史©
発行者　中村三夫
発行所　株式会社協同医書出版社
〒113-0033 東京都文京区本郷3-21-10
電話（03）3818-2361
ファックス（03）3818-2368
郵便振替 00160-1-148631
URL http://www.kyodo-isho.co.jp/
印　刷　横山印刷株式会社
製　本　有限会社永瀬製本所
定価はカバーに表示してあります
ISBN978-4-7639-4012-4